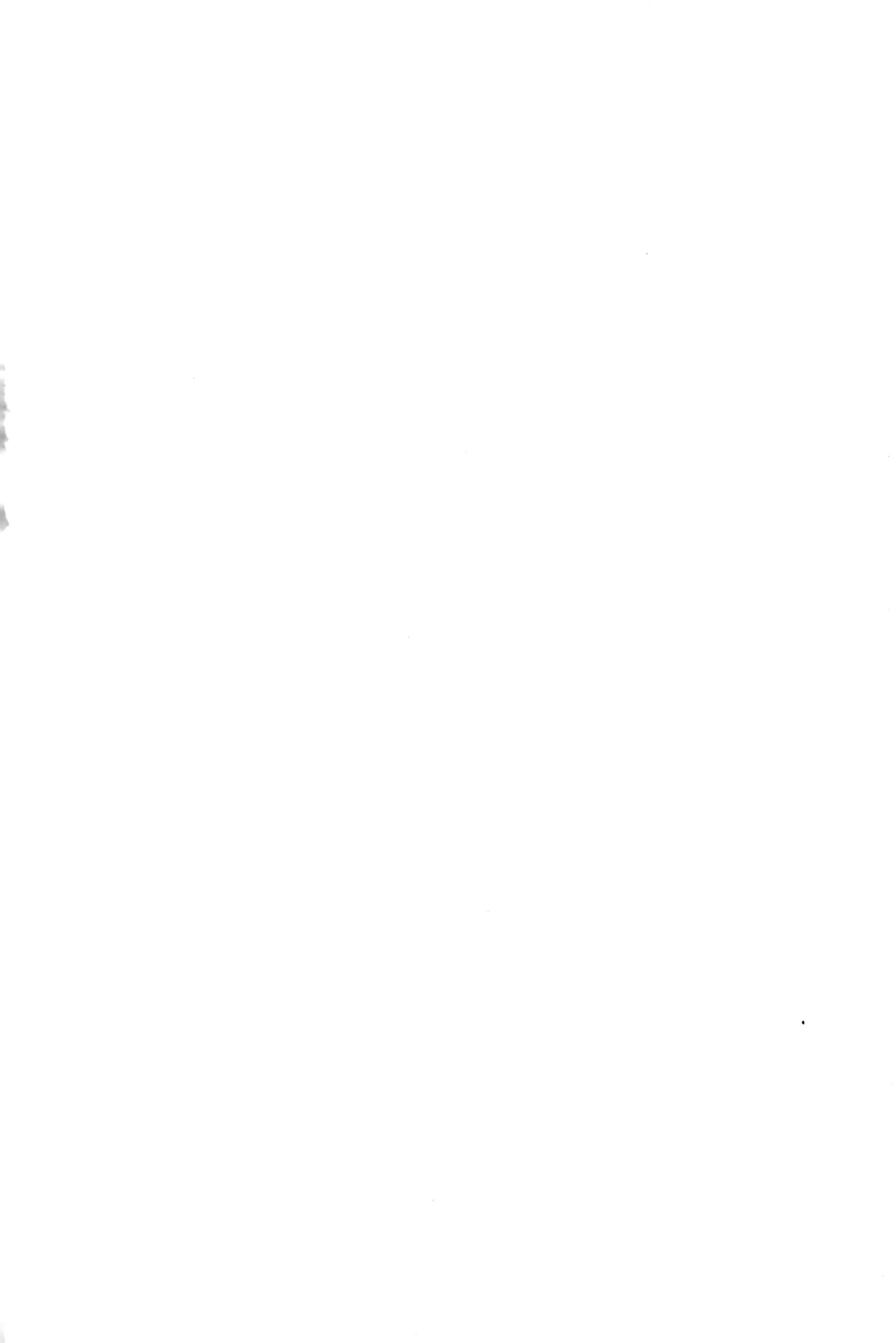

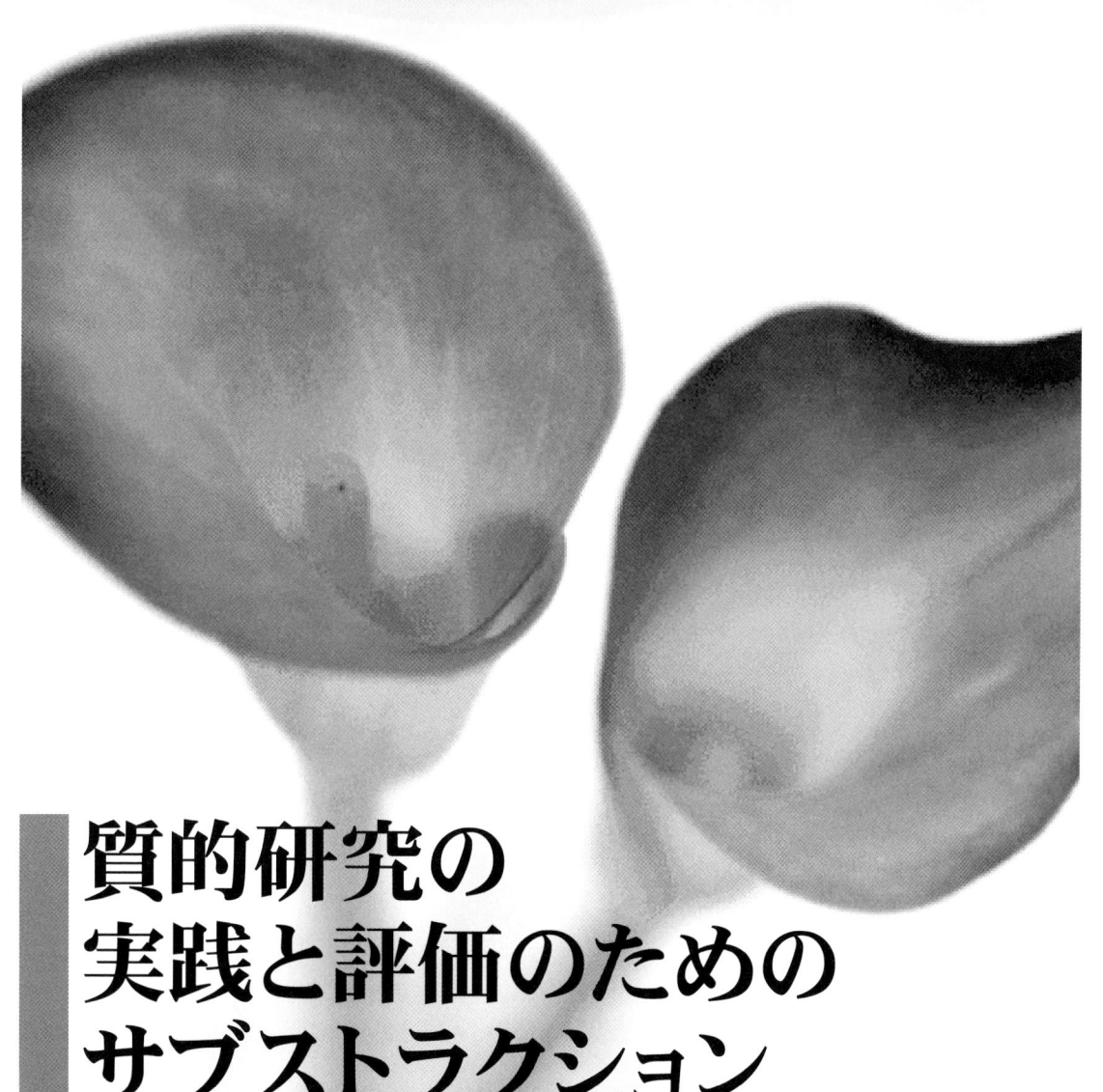

質的研究の
実践と評価のための
サブストラクション

北　素子
東京慈恵会医科大学医学部看護学科教授

谷津裕子
宮城大学看護学群教授

（五十音順）

医学書院

質的研究の実践と評価のためのサブストラクション

発　　行	2009年11月15日　第1版第1刷ⓒ
	2024年5月1日　第1版第4刷
著　　者	北　　素子・谷津裕子
発行者	株式会社　医学書院
	代表取締役　金原　　俊
	〒113-8719　東京都文京区本郷1-28-23
	電話 03-3817-5600（社内案内）
印刷・製本	横山印刷

本書の複製権・翻訳権・上映権・譲渡権・貸与権・公衆送信権（送信可能化権を含む）は株式会社医学書院が保有します．

ISBN978-4-260-00957-7

本書を無断で複製する行為（複写，スキャン，デジタルデータ化など）は，「私的使用のための複製」など著作権法上の限られた例外を除き禁じられています．大学，病院，診療所，企業などにおいて，業務上使用する目的（診療，研究活動を含む）で上記の行為を行うことは，その使用範囲が内部的であっても，私的使用には該当せず，違法です．また私的使用に該当する場合であっても，代行業者等の第三者に依頼して上記の行為を行うことは違法となります．

JCOPY〈出版者著作権管理機構　委託出版物〉
本書の無断複製は著作権法上での例外を除き禁じられています．複製される場合は，そのつど事前に，出版者著作権管理機構（電話 03-5244-5088，FAX 03-5244-5089，info@jcopy.or.jp）の許諾を得てください．

はじめに

　本書を執筆する北と谷津は，日本赤十字看護大学大学院看護学研究科の修士課程と博士後期課程を通しての同級生で，ともに質的研究を行いました．おおかたの院生の例に違わず，私たちにとっても，どのようにしたら質の高い質的研究論文が書けるのかということがたいへん切実な問題でした．なぜなら，自分たちが書く論文が学位論文として認められるためには，その論文の質が高いことが必須の要件でしたから．

　大学院を修了したあとも，"質的研究論文の質"の問題が，私たちの脳裏から離れることはありませんでした．学生さんが行う研究の指導，学会等から依頼される研究論文の査読，そしてみずから行う看護研究．教員になってからも，質的研究論文の質について考える機会にはまったく事欠きませんでした．そこで，看護学領域の質的研究に関する研究会を立ち上げ，2人の知恵を寄せ合ってじっくり考えてみることにしました．

　その研究会のなかで私たちは，質的研究の質とは一体どのようなもので，どのように評価されるものなのかなど，質的研究に関して議論を重ねました．なかでも私たちにとって関心があったのは，質的研究で得られた成果を看護実践に還元していくためにはどのようなことが必要か，という点でした．

　ここで少し，私たちの考える看護研究のあり方についてお話しましょう．

　私たちが尊敬してやまない恩師，前日本赤十字看護大学学長の樋口康子先生は，よくこうおっしゃいました．研究というものは科学の一方法であり，人間に関する科学としての看護の科学には，常にケアの対象となる人間の健康状態やQOLの改善と向上に役立てることが期待される．そして，そのような役割をもつ看護研究の基本的な方向は，人間のケアに対する専門家としてのコミットメント，生きている生身の人間をありのまま全人的に理解するホリスティックな人間観，これまで他の学問が発達させてきた科学的な研究方法（計量的研究方法）の活用とともに，人間に関する質的研究方法を開発していくことにある，と．

　樋口先生が指摘されるように，看護における現実性（リアリティ）は，看護の対象者に対する主観的なコミットメントを通して初めて客観的に開示されるという側面をもっています．なぜなら，看護場面の現実は一様ではなく，その人間に深く関わっている者だけが，それぞれの人間の経験のもつ意味を深く理解しうるような特徴を有するからです．このような考え

から，私たちは，看護研究とはその成果が臨床で活用されることを第一義とし，また，看護研究の真価を最もよく見きわめることができるのも臨床で働く看護の実践者である，と考えているのです．

話を戻しましょう．質的研究で得られた成果を看護実践に還元していくためにはどのようなことが必要か，という点についてさまざまな角度から検討しました．その結果，私たちが得た1つの答えは，"研究論文における論理的一貫性が要(かなめ)となる"ということでした．

質的研究が臨床で活用されるためには，看護の実践者が研究論文に記された結果を「なるほど」と思えること，実践者が自分たちの経験と照らし合わせ，そこに記されている結果が自分たちの考える現実を言い当てていると感じられることが重要です．

質的研究から得られた成果の，このような「現実への当てはまり感」を支えるもの，それを私たちは，「論理的一貫性」，すなわち研究論文のなかに記されているさまざまな情報が論理的な一貫性をもっていることであると考えました．さらに，「論理的一貫性」を保つ上で，私たちが特に重要だと考えているのは，研究の「理論的パースペクティブ」です（海外では philosophical base, philosophic position などと呼ばれます）．「理論的パースペクティブ」は，研究の基盤となるものであり，研究目的や研究方法を設定したり，結果を解釈したり，考察したりする際に大きな役割を果たします．

この本では，質的研究論文の「理論的パースペクティブ」を踏まえて，論理的一貫性をクリティーク（批判，吟味）するための1つのツールとして，「サブストラクション」の活用を提案します．「サブストラクション」とは一般に，研究の理論的基盤と研究方法とのつながり（論理的一貫性）を確認するための方法論です．

これまで「サブストラクション」は仮説検証型研究に適するとされ，仮説をもたないで臨む研究や，研究のプロセスのなかで仮説生成と検証を繰り返していくようなタイプの研究には不適とされてきました．不適とされるタイプの研究には，探索的因子分析や共分散構造分析などの一部の量的研究も含まれるものの，その多くは現象学的アプローチやエスノグラフィー，グラウンデッド・セオリー法など，いわゆる質的研究が該当するとされています．

しかしながら，私たちは量的研究ばかりでなく質的研究においても，論文の質を評価する上では「サブストラクション」が有用ではないかと考えました．なぜなら，質的研究論文においても，論理的一貫性が保たれていることが論文の質に大きく関わるからです．

ただし，量的研究論文の「サブストラクション」の枠組みを，そのまま質的研究論文に当てはめてもうまく活用できません．量的研究とは異なる質的研究の特徴があるからです．

そこで私たちは，質的研究の特徴をできるだけ損なわないかたちで活用できる「サブストラクション」のワークシートを開発しました．このワークシートには，質的研究論文におけ

る論理的一貫性というものを具体的にどのように評価していくのか，その手順や視点が示されています．

そのため，このワークシートを活用することで，これまでよりも要点をおさえて質的研究論文を読むことが可能になると思われます．質的研究論文を要点をおさえて読む作業は，さまざまな場面で求められます．たとえば，看護の実践者がその研究の成果を臨床で活用したいと思うときや，看護学研究者が研究論文の査読をするとき，あるいは目下研究中のトピックスに関する文献レビューを行うときなどです．

また，ワークシートを活用するプロセスを踏むことによって，質的研究論文において重要ないくつかのキーワード――「論理的一貫性」や「理論的パースペクティブ」など――に注意を払って，より慎重に自身の研究を計画し，実施し，論文として執筆できるようになることも期待できます．

本書は，次のような内容で構成されています．第1章は，サブストラクションというものが開発されてきた歴史的経緯をひもときながら，サブストラクションの定義や特徴をお話します．第2章は，これまで提唱されてきた質的研究論文のクリティークの視点を概観し，その特徴を解説します．そしてサブストラクションが，質的研究論文のクリティークにおいてどのような役割を果たすかについて論じます．その際に，質的研究論文において「理論的パースペクティブ」と「論理的一貫性」が重視される理由についても詳しく説明します．第3章では，質的研究論文のサブストラクションの特徴を述べます．そして私たちの開発するワークシートが従来のものと異なる点にもふれます．

第4章は，質的研究のうち最も頻回に用いられるアプローチである質的記述的研究に焦点をあて，質的記述的研究の特徴と質的記述的研究のためのサブストラクション・ワークシートに関する説明，そしてワークシートを用いて既存の質的記述的研究論文をクリティークした試みが記されています．これを読むことで，私たちの考える「論理的一貫性」を重視したクリティークの実際が理解しやすくなると思います．第5章は，研究方法論別のワークシートを紹介します．質的研究には，解釈学的現象学的方法やエスノグラフィー，グラウンデッド・セオリー法といったように，さまざまな方法論が用いられることがあり，それぞれに異なった哲学的背景をもちます．これらの方法論をもつ研究論文をクリティークする際には，それぞれの哲学的背景に即した視点で論文を読み解くことが求められます．私たちの開発した研究方法論別のワークシートには，研究方法論ごとに最小限押さえておくべきポイントが明示されているため，各研究方法論の特徴に合わせて，合理的かつスピーディーに研究論文の「論理的一貫性」を評価する手立てになることでしょう．

第6章では，研究計画や論文作成のためのサブストラクションの活用方法についてお話し

ます．第 1〜第 5 章までは，研究論文を"読む"ことに主眼がおかれていましたが，この最終章では，研究を"計画する"または研究論文を"書く"ことに重きがおかれます．質的研究論文サブストラクション・ワークシートは，質的研究に取り組もうと考えている方や，研究の成果を論文に著したいと考えている方の，よきガイドラインになるものと思います．

2009 年 10 月

北　素子
谷津裕子
（五十音順）

謝辞

　本書を執筆するにあたっては，多くの方に多大なご協力とご支援をいただきましたことを，心よりの感謝を込めてお伝えしたいと思います．本書の構想は，私たちが日本赤十字看護大学大学院で教授されたさまざまな知識が基礎となっています．同大学でご指導くださいました諸先生方，とりわけ私たちの修士論文・博士論文の主査で同大学前学長・名誉教授の樋口康子先生，北里大学教授の黒田裕子先生に心より感謝申し上げます．また，本書に記されている多くの部分は，第26～28回日本看護科学学会学術集会の交流集会，第8～10回日本赤十字看護学会学術集会の研究活動コーナー，および第35回日本看護研究学会学術集会のプレカンファレンスセミナーにおいて報告させていただいたものです．いずれの場でも多くの方々に参加いただき，貴重なご意見を頂戴しました．参加者の皆様に感謝申し上げるとともに，こうした機会を与えて下さいました各学術集会関係者の皆様に厚く御礼申し上げます．

　また，日本赤十字看護大学教授の中木高夫先生は，私たちの研究会の発足以来一貫して，私たちの取り組みに対する全面的なご支援をくださいました．東北大学大学院准教授の江藤裕之先生からは，言語学の観点から質的研究において重要な概念について示唆に富むご教示をいただきました．愛媛大学助教の永田明先生には，本書の文献リストを作成するにあたり多大なるご協力をいただきました．日本赤十字看護大学大学院博士後期課程の阿部利恵さん，深谷基裕さんには，質的研究論文に関する多くの有益な情報を提供いただきました．最後に，書籍化のきっかけを作ってくださいました株式会社医学書院の七尾清様，書籍編集でお世話になりました北原拓也様，『看護研究』誌での特別記事の編集にご尽力くださいました藤本さおり様，書籍制作担当の西陽子様には，多大なるご支援をいただきました．これらの方々のご協力なくして本書は完成できませんでした．どうもありがとうございました．

本書で紹介するサブストラクション・ワークシートについて，
　　　図 4　質的記述的方法
　　　図 6　解釈学的現象学的方法
　　　図 8　エスノグラフィー
　　　図 10　グラウンデッド・セオリー法
のフォーマットを読者の皆さんに活用いただけるよう，簡易なエクセルファイルを医学書院ホームページ(http://www.igaku-shoin.co.jp/top.do)に用意しました(トップページから「サブストラクション」で検索をすると便利です)．必ず本書にてワークシートについての理解を踏まえた上で，ご利用ください．

なお，このファイルは読者サービスとして提供するものであり，ユーザーサポート等は行わないことをあらかじめご了承ください．また，予告なくファイルの提供を終了することがあることも悪しからずご承知おきください．

目次

1 サブストラクションとは何か

- **A** サブストラクションの歴史的経緯 — 1
- **B** サブストラクションの定義 — 1
- **C** 仮説検証型研究におけるサブストラクションの設計 — 2

2 質的研究論文のクリティークの視点

- **A** クリティークのいろいろ — 7
  - **1** アイテム・クリティーク　7
  - **2** アウトカム・クリティーク　7
  - **3** プロセス・クリティーク　8
- **B** 質的研究におけるクリティークとサブストラクションの関係 — 9
- **C** 質的研究論文の論理的一貫性と理論的パースペクティブ — 10

3 質的研究論文のサブストラクション

- **A** 量的研究と質的研究の注目すべき違い — 17
- **B** 既存のサブストラクション — 18
- **C** 質的研究論文サブストラクション・ワークシートの構成と活用方法 — 18

4

質的記述的研究論文の
サブストラクション・ワークシート

- **A** 質的記述的研究の特徴 —— 27
  - **1** 質的記述的研究とは何か　27
  - **2** 質的記述的研究の理論的パースペクティブ　31
- **B** 質的記述的研究論文の
  サブストラクション・ワークシートの概要 —— 33
- **C** 質的記述的方法における
  サブストラクション・ワークシートの活用例 —— 40

5

質的研究論文の研究方法論別
サブストラクション・ワークシート

- **A** 研究方法論別にみた理論的パースペクティブと研究の焦点 —— 51
- **B** 解釈学的現象学的方法における
  サブストラクション・ワークシートの概要と活用例 —— 53
  - **1** 解釈学的現象学的方法における
    サブストラクション・ワークシートの概要　57
  - **2** 解釈学的現象学的方法における
    サブストラクション・ワークシートの活用例　59
- **C** エスノグラフィーにおける
  サブストラクション・ワークシートの概要と活用例 —— 67
  - **1** エスノグラフィーにおける
    サブストラクション・ワークシートの概要　71
  - **2** エスノグラフィーにおける
    サブストラクション・ワークシートの活用例　73

D グラウンデッド・セオリー法における サブストラクション・ワークシートの概要と活用例 ——— 83

1 グラウンデッド・セオリー法における
サブストラクション・ワークシートの概要　87

2 グラウンデッド・セオリー法における
サブストラクション・ワークシートの活用例　89

6
研究計画・論文作成のためのサブストラクション

A 研究計画のために ——— 105

1 研究計画書作成における論理的一貫性　105
2 サブストラクションの研究計画への適用　108
3 サブストラクションの研究計画への適用シミュレーション　108
4 解釈学的現象学的方法における研究計画例　109
5 エスノグラフィーにおける研究計画例　115
6 グラウンデッド・セオリー法における研究計画例　123

B 論文執筆のために ——— 129

索引　131

■コラム■

「概念」とは何か　4　　　　　　　「方法」と「方法論」の違い　24
「クリティーク」とは何か　12　　　質的研究をめぐる学問の系譜　100
「理論的パースペクティブ」とは何か　14

装丁デザイン：菅谷貫太郎（貫太郎事務所）
表紙写真提供：永田　明

1 サブストラクションとは何か

A サブストラクションの歴史的経緯

　サブストラクションは，もともと社会学者 Gibbs が 1972 年に考案したものといわれています．この Gibbs モデルが，1979 年に Hinshaw によって看護学領域に紹介され，Fawcett らの修正を受けて現在に至っています．

　サブストラクションについては，『看護研究』誌で 2 回にわたって取り上げられているため，その歴史的経緯についてご存じの方も多いと思います．Dulock & Holzemer の論文(1991)が『Nursing Science Quarterly』誌に掲載され，その翻訳が紹介された 26 巻 5 号(1993 年)と，その 7 年後の「研究の枠組みと研究方法のクリティーク―サブストラクションによる分析と統合」という特集(33 巻 5 号，2000 年)です．

B サブストラクションの定義

　サブストラクションを，Hinshaw(1979)は次のように説明しています．「研究における理論，デザイン，および分析モデルの一貫性をアセスメントすることは，研究を批評および吟味する上での基礎である．理論的サブストラクションは，そのような一貫性をアセスメントするための 1 つのテクニックである．サブストラクションを行っていくプロセスは，その名が示すようにコンストラクティング(理論構築)とは反対のプロセスである」(p.323)．つまり，サブストラクションとは，研究における一貫性をアセスメントすることを目的として，研究の枠組みをいったん解体して組み立て直すことだといえます．

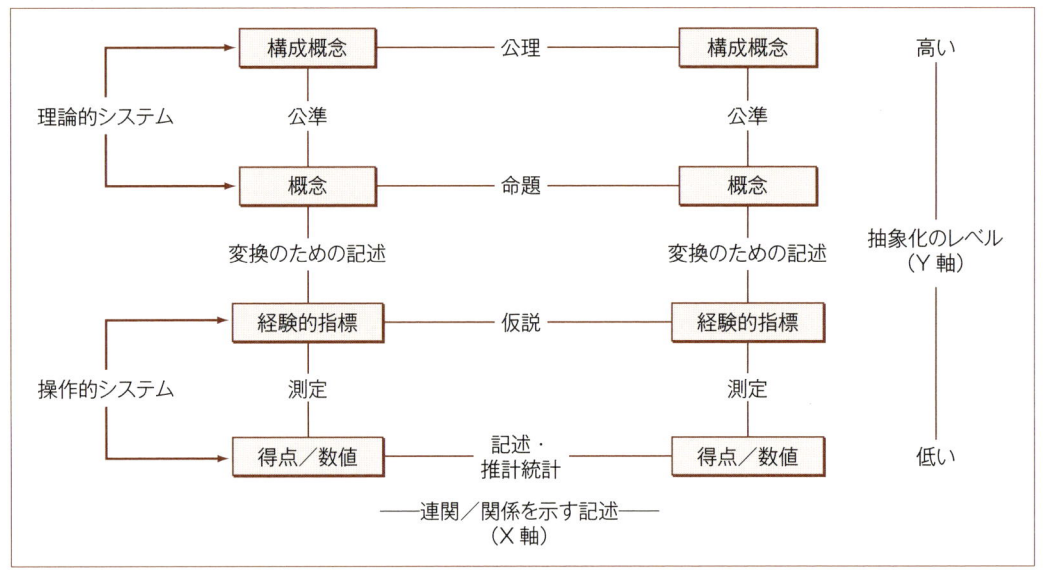

図1　仮説検証型研究におけるサブストラクション
Dulock, M.L. & Holzemer, W.L.(1991)／操華子・近藤潤子訳(1993)．サブストラクション―理論から方法をよりよく導くために．看護研究, 26(5), p458 より

C 仮説検証型研究におけるサブストラクションの設計

　ところで，このサブストラクションは，もともと仮説検証型の実証研究や調査研究向けに開発されたものでした．

　図1は，1993年に『看護研究』誌で紹介されたサブストラクションです．この図の縦軸は抽象化のレベルを，横軸は連関／関係を示す記述を表しています．サブストラクションを作成するには，まず論文のなかから「**構成概念**」「**概念**」「**経験的指標**」「**得点／数値**」といった要素を抜き出します．また，「構成概念」と「概念」の関係を示す記述である「**公準**」，「概念」と「経験的指標」の関係を示す記述である「**変換のための記述**」も抜き出します．さらに，「構成概念」間の関係を示す「**公理**」，「概念」間の関係を示す「**命題**」，「経験的指標」間の関係を示す「**仮説**」，「得点／数値」間の関係を検証するための分析技法である「**記述・推計統計**」といった関係性に関わる記述も抜き出して，その研究の枠組みを視覚化します．

　また，「サブストラクションのプロセスから引き出された質問と問題」が9つ示されています（**表1**）．これらの問いは，先のサブストラクションの図式とワンセットになっています．9つの問いは，サブストラクションを書き上げていく過程でおのずから生じてくる問いであり，論文には

表1　サブストラクションのプロセスから引き出された質問と問題

1. その研究はいかなる概念枠組みあるいは理論に基づいているか？
2. 主要な概念とそれらの関係は何か？
3. 理論／構成概念ならびに関連概念について提起されている関係は論理的でありそして正当性を主張できるものか？
   - どのような事実がこれらの関係のために提起されているか？
   - どのような前提がここから導き出されているか？
4. どのようにしてその概念は測定されるのか？
   - 提起された指標は，概念に対して妥当であり，信頼のできる測定手段であるか？
   - その研究問題に答えうるような情報がその経験的指標から生み出されるであろうか？
5. どのようなレベルの測定が，経験的指標から引き出されるのか？
6. どのようなデータ分析技法が，データを分析するのに用いられるのか？
   - 用いられたその技法は，測定のレベルに適しているか？
   - 用いられた統計上の検定はどのような前提に基づいているのか？
   - これらの前提は重視されたか？
7. 理論的システムと操作的システム間に論理的一貫性が存在するか？
8. 研究デザインは研究の目的に適合しているか？
   - どのような問題のタイプありはレベルのものが尋ねられているのか？
   - その研究は帰納的か，演繹的か？
9. その研究の目的により適合しうるであろう，用いられうる他のデザインが他にあるか？

Dulock, M.L. & Holzemer, W.L.(1991)／操華子・近藤潤子訳(1993)．サブストラクション—理論から方法をよりよく導くために．看護研究，26(5)，p458 より

その問いに対する答えが明示されていることが求められます．

このように，論文から各要素を抜き出して再構築することによって，「構成概念」から「概念」へ，「概念」から「経験的指標」へ，「経験的指標」から「得点／数値」といった縦軸の関連性，および「公理」「命題」「仮説」「記述・推計統計」といった横軸の関連性について，それぞれ論理的一貫性を保って抽象から具体に下りているかを確認することができます．すなわち，仮説検証型研究におけるサブストラクションは，理論，研究デザイン，分析モデルという研究方法までの論理的一貫性を評価するように設計されているのです．

Dulock & Holzemer(1991／1993)が指摘するように，理論から方法論までのつながりを改善すること(improving the linkage from theory to method)，それがサブストラクションの目的なのです．

■コラム■ 「概念」とは何か

　「概念分析」「概念規定」「概念枠組み」などなど，看護の研究では「概念」という言葉をよく目にします．研究だけではありません，日常会話のなかでも，「その言葉の概念は…」だとか「…の概念について」のように，この語は普通に使われています．でも，あらためて「概念とは何か」と問われると，そう簡単に答えることはできません．

　見てのとおり，「概念」は「概」と「念」の2つの漢字からできています．「概」は「おおむね」と訓読みするように，「だいたいの」「全体の」といった意味です．「念」は念ずること，「考え」や「思い」です．つまり，「概念」とは，字のとおりに言えば「だいたいの考え」「全体の思い」ということですが，これでは今1つよくわかりません．

　「だいたいの」や「全体の」の反対は，「はっきりとした」や「個々の」です．全体に対する部分ですね．少し話が飛びますが，「椅子をもってきて」とお願いすると，机をもってくる人はいません．なぜでしょう．それは，私たちが椅子と机を区別することができるからです．別の言い方をすれば，私たちの頭のなかには「椅子とは何か」「机とは何か」についての了解事項があるのです．

　私たちは，実際の生活のなかで，いろいろな形をした個々の椅子をはっきりと見てきました．そこから，「椅子とは何か」，つまり「椅子」と呼ばれるものの全体に共通する本質的な「何か」についてだいたいわかっています．ですから，「椅子」と言われて，机を思い浮かべる人はいないのです．この私たちが直観している「本質的な何か」が「概念」なのです．難しく言えば「個々の事物から全体に共通な特徴を経験的に引き出して一般化したもの」となりますが，簡単に言えば「〜とは何か」という問いかけに対する答えが「〜の概念」です．

　英語では「概念」を concept と言います．この語は，「心に抱く，描く」という意味の動詞 conceive の名詞形ですが，con- は「いっしょに」という意味の接頭辞，ceive は「つかむ，取る」という意味です．ですから，concept は「（個々のものをまとめて）いっしょにつかむ」というのが語源的な意味です．

　ちなみに，ドイツ語では「概念」を Begriff（ベグリフ）と言います．これは「理解する」という意味の動詞 begreifen（ベグライフェン）の名詞形ですが，この語は「つかむ」という意味の greifen（グライフェン）に「まわりに」という意味の接頭辞 be- がついてできたものです．「把握する」などと言いますが，「つかむ」とは「理解する」ということにもなります．つまり，concept にしても Begriff にしても「全体をぱっと（心で）つかみ取ること」であり，そこでつかみ取られたものが「概念」です．それは，ふつう言葉で表わされます．

　このような理解や考えに基づいて私たちは，概念というものを「ある現象の

思考上のイメージを表現する言葉」として捉えています．思考上のイメージですから，概念には抽象的なものから具体的なものまで，いろいろなものがあるでしょう．たとえば，「快」という概念．抽象的なレベルにおいてこの概念は，「感情」と言えるかもしれません．

このように，ある概念について抽象度の高いものは，心理学では一般に「構成概念」（construct）と呼ばれます．構成概念とは，直接には観察できない概念であり，観察可能な事象から理論的に構成される概念です．「感情」は，それ自体を人間から取り出して観察することは難しいですが，「快」を意味する観察可能な現象——たとえば表情や生理学的反応——を通して理論的に説明することが可能な概念，すなわち「構成概念」です．

「構成概念」と「概念」の関係は，以下のように示すことができるでしょう．

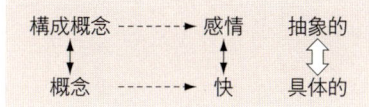

上図で示されているように，「概念」は「構成概念」から論理的に導かれるものです．ふつう研究論文には，「概念」と「構成概念」のつながりを説明する理論なり解釈なりが示されています．そのつながりが単に研究者の思いつきや思いこみではなく，ある学問分野や理論で言われていることと一致していることが必要です．

そのため，自分が研究をするときには，「概念」と「構成概念」のつながりを裏付けることができる理論（看護学領域で見つかるとは限りません）を幅広くレビューし，その研究に最も適するものを選定することが大切ですし，先行研究を読むときにはどのような理論に裏付けられているのか（いないのか）を読み解くことが大切です．

ところで，おもしろいことに，先にあげたconceptのもととなるconceiveという語は，「思いを心に抱く」という意味に加えて，「子を身ごもる」という意味があります．ですから，conceiveのもう1つの名詞形conceptionには「受精，受胎，懐妊」という意味もあります．この反対の語が，contraception（contra-は「反対」の意味），つまり「避妊」です．

「子を孕む」と言いますが，私たちが「～とは何か」を理解するということは，別の言い方をすれば，そのことに関して私たちの心のなかに孕まれる「何か」があるということです．それは，母子が一体であるように，理解するもの（私たち＝主体）と理解されるもの（物事＝客体）とが一体になっているということなのでしょう．それが，本当に一致したとき，はじめて私たちは「～とは

何か」をつかみ取り,その「概念」が腑に落ちたと言うことができるのだと思います.
〔谷津裕子〕

■ **文献**

・Dulock, M.L. & Holzemer, W.L.(1991)／操華子・近藤潤子訳(1993). サブストラクション―理論から方法をよりよく導くために. 看護研究, 26(5), 455-461.
・Hinshaw, A.S.(1979). Problems in doing research. *Western Journal of Nursing Research*, 1(3), 319-324.

2 質的研究論文のクリティークの視点

A クリティークのいろいろ

　次に，これまでの質的研究論文のクリティークの視点を概観し，私たちが提案する質的研究論文におけるサブストラクションの位置づけを説明します．

　過去に日本および海外で発表された質的研究論文のクリティークの視点ないし評価基準を6点集め，比較分析しました．その結果，質的研究論文の評価には①アイテム・クリティーク（研究論文の項目ごとに，その適切性を評価することを重視するもの），②アウトカム・クリティーク（研究結果の信頼性・妥当性を評価することを重視するもの），③プロセス・クリティーク（研究論文全体の論理的一貫性の評価を重視するもの），という3つのパターンが見いだされました（**表2**）．

1 アイテム・クリティーク

　1つ目は，研究論文の項目ごとの適切性の評価に重きをおくパターンです．例えば，Holloway & Wheeler（2002／2006）は，質的研究論文の「研究の問い」から始まり「要旨」「文献」「データ収集」…というふうに，研究論文に書かれる項目に沿ってその内容の適切性を評価するクリティークの視点をあげています．Pope & Mays の奨励している方法（2006／2008）も，これとほぼ同様です．

　これらは，研究論文の項目ごとの適切性の評価に重きをおくことから，私たちは「アイテム・クリティーク」と名づけました．

2 アウトカム・クリティーク

　2つ目は，研究結果の信頼性・妥当性の評価に重きをおくパターンで

7

表2 質的研究論文クリティークにおける評価の類型

アイテム・クリティーク：研究論文の項目ごとの適切性の評価に重きをおく		
Holloway & Wheeler(2002／2006)	**Pope & Mays**(2006／2008)	**Streubert & Carpenter**(2007)
1. 研究の問い 2. 要旨 3. 文献 4. データ収集 5. 対象 6. 研究の受け入れと倫理的論点 7. データ分析 8. 知見 9. 看護にとっての重要性	1. 価値／今日的意義 2. 研究結果の明確化 3. 研究デザインの適切性 4. 状況 5. 標本抽出 6. データ収集と分析 7. 根拠の再検討	1. 焦点 2. 方法 3. サンプリング 4. データ収集 5. データ分析 6. 厳密性 7. 結果 8. 結論 （上記はエスノグラフィーの例．ほかに現象学的方法，グラウンデッドセオリー法のガイドラインもある）

アウトカム・クリティーク：研究結果の信頼性・妥当性の評価に重きをおく		プロセス・クリティーク：研究論文全体の論理的一貫性の評価に重きをおく
Leininger(1994)	**Guba & Lincoln**(1989)	**Burns & Grove**(2005)
1. 信頼性 2. 確認可能性 3. コンテクストにおける意味 4. 反復的パターン 5. 飽和 6. 転移可能性	1. 真実性の価値 　① 明解性 　② 信用可能性 　③ 転移可能性 　④ 確認可能性 2. 信憑性 　① 公正さ 　② 存在論的な信憑性 　③ 教育的な信憑性 　④ 触媒的な信憑性 　⑤ 戦略的な信憑性	1. 記述の鮮明さ 2. 方法論的一貫性 3. 分析の精密さ 4. 理論的なつながり 5. 発見な適切性（heuristic relevance）

す．例えば，Leininger(1994)は，その結果がいかに信頼できるものであるか(信頼性)，結果に用いたデータが全体的なコンテクストのなかで理解されているか(コンテクストにおける意味)，結果を別の類似した状況に転移させることが可能であるか(転移可能性)など，研究結果を注意深く評価することを勧めています．Guba & Lincoln(1989)の考えも，これとほぼ同様です．

これらは，アウトカム，すなわち研究結果の信頼性・妥当性の評価に重きをおくことから，「アウトカム・クリティーク」と名づけました．

3 プロセス・クリティーク

3つ目は，質的研究論文全体の論理的一貫性の評価に重きをおくパターンです．

Burns & Grove（2005／2007）は，著書『看護研究入門』のなかで，評価基準として5つの視点を提案しています．1つ目は「記述の鮮明さ」で，研究論文の内容の明晰性，事実に基づいた正確性を指しています．2つ目は「方法論的一貫性」で，研究者が選択している質的研究方法の哲学的アプローチと方法論的アプローチが一貫しているかをクリティークします．研究者はその研究が拠ってたつ哲学と方法論的アプローチを明らかにしておく必要があり，読者が追加情報を得ることができる資料を引用しておく必要があります．3つ目は「分析の精密さ」です．質的研究での分析にはいくつかの抽象度にまたがって概念が変容するプロセスがありますが，それがどのような意思決定のもとに変容したかを論理的に記述できているかという視点です．4つ目は「理論的なつながり」で，研究によって開発された理論的図式が論理的一貫性を保って明確に表現されているか，その論理構成はデータを反映するものか，看護の知識体系と比較できるかという視点です．5つ目は「発見的な適切性（heuristic relevance）」です．これは，研究結果は読者にとって価値がなければならない，ということから設けられている基準で，研究に記述されている現象の理論的意義，看護実践状況への適応可能性，今後の研究活動への影響を認識する読者の能力に反映されます．

　研究論文全体の論理的一貫性の評価を重視する姿勢は，特に2つ目の「方法論的一貫性」と，4つ目の「理論的なつながり」に明確に表れています．つまり，質的研究方法の哲学的アプローチと方法論的アプローチが一貫しているか，研究から導き出された理論的な図式が論理的一貫性を保って明確に提示されているか，その論理構成はデータを反映するものか，という視点です．

　Burns & Grove 以外に，質的研究論文全体の論理的一貫性の評価に重きをおく視点を主張している研究者をみつけることはできませんでしたが，他の2つのパターンに匹敵する，重要な視点であると考えます．そこで，研究論文全体の論理的一貫性の評価に重きをおくこのパターンを「プロセス・クリティーク」と名づけました．

B 質的研究における クリティークとサブストラクションの関係

　これら3つの質的研究論文のクリティーク・パターンとサブストラクションとの関係を，私たちは**図2**のように表現しました．
　先にHinshaw（1979）のサブストラクションの定義で確認したとお

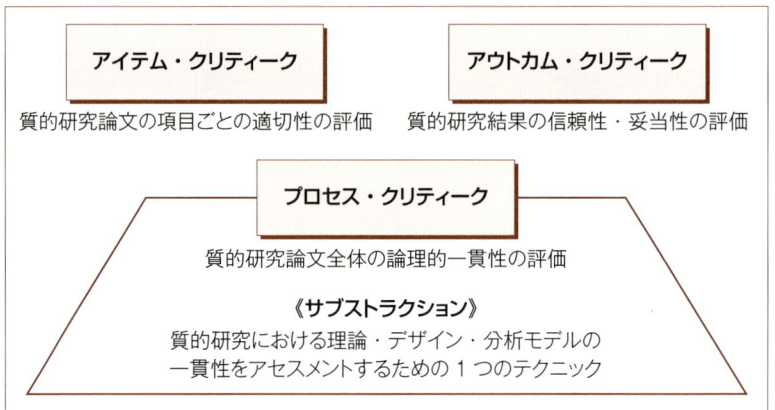

図2 質的研究論文におけるクリティークとサブストラクションの関係

り，サブストラクションとは，「研究における理論，デザイン，および分析モデルの一貫性をアセスメントするための1つのテクニックである」という認識に，私たちも立ちたいと思っています．研究が拠ってたつ理論と研究デザインと分析モデルの論理的一貫性の評価を重視する視点は，先ほどの3つのパターンでいうと，「プロセス・クリティーク」との親和性が高いといえるでしょう．その意味で，質的研究論文のサブストラクションは，いわば「プロセス・クリティーク」を行うためのツールと位置づけられます．

C 質的研究論文の論理的一貫性と理論的パースペクティブ

ここで，なぜ論理的一貫性を重視する必要があるのか？ そして論理的一貫性を確保するためのポイントは何か？ について考えてみたいと思います．

質的研究論文にとっての要，いわば質的研究論文の生命とはなんでしょうか――それは，言葉による現実性(リアリティ)の構築であると考えます．能智(2005)は，質的研究における「現実性」とは，「研究対象について導き出された命題が具体的なデータの引用によって的確に例証されており，その内容が生き生きと読み手に実感されること」(pp.164-165)だと述べています．

では，この現実性はどのようにしたら獲得できるのでしょうか．能智は，このような質的研究から得られた成果の「現実性」は，研究報告書のなかで記載されているさまざまな情報が，論理的一貫性をもっていることによって獲得されると述べています(p.165)．

論理的一貫性を保つ上で特に重要なポイントは，研究の「理論的パースペクティブ」が，その研究論文全体にいかに貫かれているかという視点であると考えます．「理論的パースペクティブ」とは，研究論文のなかでは「哲学的基盤」あるいは「理論的前提」といわれるものです．

　Burns & Grove(2005／2007)は，質的研究における「哲学的基盤」の明確化の必要性を次のように指摘しています．「質的研究においては，研究の基礎にある哲学は，量的研究の概念枠組みと同じ程度に重要なものであり，結果の解釈を方向づける．そのため，研究者は自分の研究の哲学的基盤を明確にし，使用される方法論がその哲学的基盤と矛盾なく両立するものであるであることが極めて重大である」(p.578)．「哲学的基盤」ないし「理論的パースペクティブ」は，方法論を導くとともに，結果の解釈を方向づけます．いいかえれば「理論的パースペクティブ」は，研究方法，結果，考察といった，研究論文に記載されているさまざまな情報を一貫してつなぎとめる，いわば論文の"背骨"といえます．したがって，「理論的パースペクティブ」がその研究論文全体にどの程度浸透しているかをみていくことは，方法論の選択や結果の解釈の適切性を評価することにもつながるでしょう．

■コラム■ 「クリティーク」とは何か

　看護研究の教科書には必ずといってよいほど研究評価に関する章があって，そこでは「論文クリティーク」の方法が説明されています．この「クリティーク」という語ですが，その形容詞の「クリティカル」とともに，看護の研究では頻繁に使われています．もちろん，両方とも英語から借用した語で，それぞれ critique, critical をそのままカタカナで表記したものです．訳語としては，critique は「批判」，critical は「批判的」というのが一般的です．

　この「批判」という訳語ですが，なんとなく否定的なニュアンスがありますね．誤りを指摘したり，何か文句をつけることが「批判」であり，そういった態度が「批判的」だといった感じがあります．たしかに，よいことを見つけ，褒めることを「批判」とは言いません．実は，この「批判」という語は，もともとは「君主や上司が，臣下や部下から提出された文書を見て良し悪しを決める」という意味でした．ですから，「批判」には，どうしても上位の者が，下の立場にある者の欠点を非難したり，価値を判定したりするという含みがあるのです．つまり，「上から見下ろす」といったネガティブな視点がこの語には常に付きまとっています．

　しかし，critique や critical にはそういった否定的なニュアンスはありません．英語の critique（フランス語 critique，ドイツ語 Kritik）は，「判断能力のある」という意味のギリシア語 kritikos（クリティコス）に由来します．さらに，この語は「見分ける，区別する，よりよいものを選びぬく」という意味のギリシア語の動詞 krinein（クリネイン）までさかのぼります．つまり，critique とは本来「多くのなかから良いもの，正しいもの，優れたものを選びぬく」という意味であり，critical とはそういった態度や状態にあることを言います．ですから，最近よく耳にする「クリティカル・シンキング（critical thinking）」とは，あらさがしをすることでも，揚げ足取りをすることでもなく，ものの良し悪しをしっかりと判断するための思考のことなのです．

　このように良し悪しを決めるには，なんらかの「基準」が必要になってきます．この「基準」や「尺度」のことを英語で criterion と言いますが，その複数形の criteria が「クライテリア」というカタカナ語として日本語に入ってきています．この criterion／criteria の crit の部分が，critique／critical の crit と同じで，「良し悪しを見分ける」という意味です．

　また，「危機」という意味の crisis も実は critique と同系の語で，もともとは「分ける」という意味でした．つまり，crisis（危機）とは「良い状態と悪い状態を分けるところ」なのです．ですから，危機的状況にある患者の状態，つまり「危篤状態」のことを英語では critical condition と言いますが，これは

「批判的状態」ではありません．この場合のcriticalはcrisisの状態，つまり「良い状態と悪い状態を分ける」危険な状態にあるということなのですね．

　このように，事物の良い点・悪い点をどちらか一方に偏ることなく見極め，そこからより良いものを選びぬくことが「クリティーク」であるとすれば，そのためには全体を正しく解釈し，理解することが大切になります．ですから，「論文クリティーク」とは，その論文にケチをつけるのではなく，論文に書かれていることを正しく読み解き，その意味や価値を判断することがその本来の意味です．このように，クリティーク（critique）には，解釈（interpretation）と理解（understanding）とが密接に関係しているのです．

〔谷津裕子〕

■コラム■ 「理論的パースペクティブ」とは何か

　パースペクティブは英語の"perspective"のカタカナ表記です．日本語としては「遠近画法」「距離感」「観点」「視点」「展望」などと訳されます．前者の2つは，絵画や作図，写真などにおいて用いられる用語です．これら日本語訳のなかでいえば，「理論的パースペクティブ」のパースペクティブとは，観察や考察する際の立場や見方を表す「観点」あるいは「視点」に最も近いと考えられます．完全に合致する訳語がないため，日本語には訳さず，パースペクティブとカタカナ標記されることも多くありますが，元のperspectiveにはどのような意味があるのでしょうか．英英辞典『Longman Language Activator』によれば，perspectiveは次のように説明されています．

　"a way of thinking about something which is influenced by the kind of person you are or by your experience"（何かについての1つの考え方であり，それはあなたがどういう種類の人か，もしくはあなたの経験によって影響されるもの）

　すなわち，パースペクティブとはその人のものの考え方のことですが，その考えはその人やその人の経験によって影響されているという意味が含まれています．

　理論的パースペクティブとは，私たち研究者が，学術文献や専門書などから事前に獲得した体系的な知識，すなわち理論に導かれた，理論に影響された，理論をもとにした研究者の考え方（視点）であると考えることができるでしょう．この理論的パースペクティブは，質的研究に関する書物や文献によっては，理論的前提，理論的枠組み，あるいは哲学的基盤とも呼ばれています．

　ところで，Flick（1995／2002）は，研究対象に関する仮定としての理論的パースペクティブと，研究の用法に関するさまざまな仮定としての理論的パースペクティブとを分けて説明しています．研究対象に関する理論的パースペクティブは，伝統的な量的研究の固定的な理論的枠組みあるいは概念枠組みとは異なります．それはきわめて柔軟で，暫定的なもの，データ収集と分析を行うなかで常に吟味され，塗り替えられる，予備的バージョンです．質的研究において，理論から導かれるのは，固定的な意味合いのある「枠組み」ではなく，研究者が研究プロセスを経るなかで，さまざまな体験に影響されて塗り替えられていく可能性をもつ「perspective」です．研究対象に関する理論的パースペクティブは，それが明白に説明される限り，妥当性を欠く原因を作るのではなく，研究者のプロジェクトに特定の焦点を与えるレンズの役割を果たすものとなります（Richards & Morse, 2007／2008）．理論的パースペクティブを明らかにして研究に臨むことは，Strauss & Corbin

(1990／1999)が言うような「データのもつ意味に対する鋭敏な意識」,「データの中で何が重要なのかを認識し，それに意味を与える能力」(pp. 41-56)，すなわち，理論的感受性を高めて，データ収集と分析に向かうことであるともいえます．

　一方，研究対象に関する仮定的理解としての理論的パースペクティブとは別に，各研究方法論には，方法論ごとに，その具体的な方法が導き出された基本的な考え方(真理や認識のありようを含めた)についての，研究方法論に関する理論的パースペクティブが存在します．この理論的パースペクティブによって，研究対象へのアプローチの仕方や，調査対象と文脈との関連をどう考えるかも方向づけられます．

　例えば，筆者が行った研究(北，2008)では，要介護状態となった高齢者の家族がたどる在宅介護プロセスを明らかにすることを目的にしました．その際，研究対象としての家族を捉える理論的パースペクティブは，散逸構造的システム論としました．これにより，システムとしての家族が介護により混乱状態に追い込まれる，あるいはそうならないのはそれぞれなぜか，そもそも家族の混乱状態とはどのような状態か，そのような状態に陥るか否かに関わる重要な現象は何か，さらにすでに混乱状態に陥ってしまった家族は再組織化というプロセスをたどるのか，そもそも家族の再組織化とはどのようなプロセスか，といった問いに導かれ，データ収集と分析を進めていきました．

　また，介護家族がたどるプロセスにアプローチするための研究方法論として，グラウンデッド・セオリー法を用いましたが，この研究方法論に関する理論的パースペクティブは象徴的相互作用論です．象徴的相互作用論では，人間の解釈に基づいたそのつどの行為と相互作用の連結が，集合体のプロセスを形成していくと説明されます(Blumer, 1969／1991)．研究では，この理論的パースペクティブを活用することで，要介護高齢者の家族の在宅介護プロセスを，家族成員のその状況への意味づけと相互作用から検討することになりました．

　このように，質的研究では，研究対象についての仮定的理解としての「研究対象に関する理論的パースペクティブ」と，研究対象へのアプローチの仕方を導く「研究方法論に関する理論的パースペクティブ」というものがあります．質的研究を行うにあたって，研究者はこれらを明らかにするとともに，その研究における「研究対象に関する理論的パースペクティブ」と「研究方法論に関する理論的パースペクティブ」の整合性や一貫性を吟味することが必要だと考えます．また，研究計画書を読む人や，研究の産物としての論文を読む人に，2つの理論的パースペクティブとその整合性を，説得力をもった形で伝えることが重要だといえるでしょう．　　　　　　　　　　　　　〔北　素子〕

■ 文献

- Blumer, H.G.(1969)／後藤将之訳(1991)．シンボリック相互作用論―パースペクティヴと方法．勁草書房．
- Burns, N. & Grove, S.K.(2005)／黒田裕子・中木高夫・逸見功監訳(2007)．看護研究入門―実施・評価・活用．エルゼビア・ジャパン．
- Flick, U.(1995)／小田博志・春日常・山本則子・宮地尚子訳(2002)．質的研究入門―「人間の科学」のための方法論．春秋社．
- Guba, E.G. & Lincoln, Y.S.(1989). *Fourth Generation Evaluation*. Newbury Park, CA : SAGE Publications.
- Hinshaw, A.S.(1979). Problems in doing research. *Western Journal of Nursing Research*, 1(3), 319-324.
- Holloway, I. & Wheeler, S.(2002)／野口美和子・伊庭久江訳(2006)．ナースのための質的研究入門―研究方法から論文作成まで，第2版．医学書院．
- 北素子(2008)．要介護高齢者家族の在宅介護プロセス．風間書房．
- Leininger, M.(1994). *Evaluation criteria and critique of qualitative research studies*. In J.M. Morse(Ed.), *Critical Issues in Qualitative Research Methods*. Newbury Park, CA : SAGE Publications.
- 能智正博(2005)．質的研究の質．(伊藤哲司・能智正博・田中共子・編)．働きながら織る，関わりながら考える―心理学における質的研究の実践，ナカニシヤ出版，pp. 155-168.
- Pope, N. & Mays, C.(2006)／大滝純司監訳(2008)．質的研究実践ガイド―保健・医療サービス向上のために，第2版．医学書院．
- Richards, L. & Morse, J.M.(2007)／小林奈美監訳(2008)．はじめて学ぶ質的研究．医歯薬出版株式会社．
- Srauss, A. & Corbin, J.(1990)／南裕子監訳(1999)．質的研究の基礎―グラウンデッド・セオリー開発の技法と手順．医学書院．
- Streubert, H.J.S. & Carpenter, D.R.(2007). Qualitative Research in Nursing : Advancing the Humanistic Imperative(4th edition). Philadelphia, PA : Lippincott Williams & Wilkins.

3
質的研究論文のサブストラクション

A 量的研究と質的研究の注目すべき違い

　私たちは，量的研究ばかりではなく質的研究においても，クリティークをする上で，とくに研究論文全体の論理的一貫性を評価するにはサブストラクションが有用であると考えています．しかしながら，量的研究論文のサブストラクションの枠組みをそのまま質的研究論文に当てはめてもうまく活用できません．これはなぜなのでしょうか？　ここで，量的研究と質的研究の違いについて考えてみたいと思います．

　量的研究では，研究疑問とそこから引き出される概念枠組みを作り，研究デザインに応じたデータの収集・分析のモデルを設定すれば，あとは想定内の結果が得られます．

　これに対して，質的研究では，あらかじめ想定される結果というものが存在しません．もちろん，ある程度結果を予想することは可能であり，研究対象や方法論に関する理論的パースペクティブをもつことは大切なのですが，結果は帰納的に導かれるため，想定される結果というものがないことがまず前提となります．そのため，理論的パースペクティブは理論的パースペクティブ，結果は結果というふうに，理論的パースペクティブと結果のつながりが薄くなりがちで，時にはズレが生じるケースも見受けられます．

　しかし Patton(1990)が述べるように，研究者の方向性やパースペクティブは，追究の焦点を決定するといえます．研究者自身が理論やイデオロギーをどのように読み取り自分のものにしているかということが，追究の焦点を左右します．

　本来は，こうした理論的パースペクティブの「発展した形」が研究の結果であり，考察であると思います．そうした意味で，理論的パースペク

ティブと結果・考察のつながりは重要です．

　以上のことから，質的研究論文のサブストラクションにおいては，理論的パースペクティブから結果・考察までの論理的一貫性を評価できる設計であることが望まれます．これは，量的研究論文のサブストラクションが，理論と研究デザインと分析モデル，論文の構成に沿っていうならば研究方法までの一貫性を評価するように設計されているのと対照的です．

B 既存のサブストラクション

　質的研究論文のサブストラクションは，その必要性は指摘されながらも実際の形になって紹介された例は多くありません．Wolf & Heinzer（1999）は，大学院生と質的研究の初学者が研究計画書を作成するための支援ツールとしてサブストラクションを提案しています（**表3**）．左の欄には，サブストラクションの構成要素を，右の欄には具体的にどのようなものが抜き出されるかを示しています．

　Wolf & Heinzer のサブストラクションは，学生や初学者が理論的パースペクティブからデータ分析までの論理的一貫性を確保しながら計画書に入れ込む要素を明確化していく上では有効なツールだと考えます．しかし，クリティークのためのツールとしては，論理的一貫性を確認するためのさらなる工夫が必要であろうと考えました．

C 質的研究論文サブストラクション・ワークシートの構成と活用方法

　そこで私たちは，質的研究論文の理論的パースペクティブと研究デザイン，分析モデル，結果，考察の論理的一貫性を，視覚的にも意識しながらクリティークできるデザインを検討しました．そして，できればワークシートという形で，誰もが活用できるフォーマットを作成したいと考え，**図3**を考案しました．

表3 Wolf & Heinzerによる質的研究サブストラクション（model of qualitative substruction）

研究疑問	研究疑問とデザイン
理論的基盤 （research tradition）	研究疑問にフィットする学問領域，哲学
データソース	フィールドノートに記載された調査者の観察 研究参加者・情報提供者のインタビューや会話の逐語録 研究者のノート 書籍，エッセイ，詩などの出版物 芸術や音楽の解説 研究参加者や情報提供者の日誌
分析	テーマ，エッセンス，パターン 典型や指標の記述 解釈的記述 経験的，民俗学的，歴史的，または哲学的記述
結果	現象の技巧的な描写 テーマとサブテーマを含む図式 分析的で直接的な記述 ナラティブ 理論的定義 分類（タキソノミー） 類型化 仮説 理論（グラウンデッド・セオリー，要因分析／記述） 図

★サブストラクションのプロセスから引き出された質問
① 研究疑問は何か？
② その疑問に合う学問や哲学は何か？
③ 質的研究のデザインは何か？
④ その研究デザインはその研究の目的と一貫性があるか？
⑤ データソースは何か？
⑥ どのようなデータ分析方法が用いられる予定か？
⑦ 結果の典型的な提示法はどのようなものか？（テーマ，クラスター，理論的定義，ナラティブ，分類，類型化，分析的直接的記述）

Wolf, Z.R. & Heinzer, M.M.(1999). Substruction : Illustrating the connections from research question to analysis. *Journal of Professional Nursing*, 15(1), 33-37. より

図3　質的研究論文のサブストラクション・ワークシート

研究テーマ					
研究目的					
研究の意義					
研究対象に関する理論的パースペクティブ	主要概念				
	研究方法論		研究方法論に関する理論的パースペクティブ		用いた根拠
用いた根拠		データ収集方法			
		データ分析方法			
		倫理的配慮			
	結果				
	考察	目的・意義の考察			
		理論的パースペクティブと結果の関連性に関する考察			
		研究のオリジナリティについての考察			
		研究の限界についての考察			

図3 つづき
■クリティークの視点■

(1)「研究目的」と「研究の意義」を明瞭に記述しているか

(2)「研究対象に関する理論的パースペクティブ」とそれを用いる根拠を明瞭に説明しているか
　　「研究対象に関する理論的パースペクティブ」は「研究目的」と一貫性のあるものか

(3)「研究方法論」と「研究方法論に関する理論的パースペクティブ」，およびこの研究方法論を「用いた根拠」を明瞭に説明しているか

(4)「研究方法論」と「研究対象に関する理論的パースペクティブ」の間に一貫性があるか

(5)「研究方法論」と「データ収集方法」および「データ分析方法」の間に一貫性があるか

(6) 研究で扱う「主要概念」は何か
　　「主要概念」と「データ収集方法」および「データ分析方法」はフィットしているか

(7)「結果」の内容は「研究対象に関する理論的パースペクティブ」や「研究方法論に関する理論的パースペクティブ」が活かされたものか

(8)「考察」の内容は，次の条件を満たしているか
　　(8)-1　「考察」と「研究目的」および「研究の意義」との間に一貫性があるか

　　(8)-2　「研究対象に関する理論的パースペクティブ」や「研究方法論に関する理論的パースペクティブ」が活かされたものか

　　(8)-3　研究のオリジナリティについて考察されているか

　　(8)-4　論理的一貫性という視点でみたときの研究の限界について考察されているか

(9) 統合（論理的一貫性に関わる問題の整理）

まず，太字の部分(研究目的，研究の意義，研究対象に関する理論的パースペクティブとそれを用いた根拠，主要概念，研究方法論と研究方法論に関するパースペクティブおよびそれを用いた根拠，データ収集方法，データ分析方法，倫理的配慮，結果，考察)に，研究論文の概要を記入します．サブストラクション・ワークシートを完成させるには，そのための必要事項が研究論文中に明記されていることが求められます．一方，論文中に必要事項が書かれていないとワークシートの枠が空欄になるため，空欄ができたときには何がその論文に足りないかがわかる仕組みになっています．

研究目的から結果，考察までの論理的一貫性が保たれているか否かを縦の矢印で，理論的パースペクティブと主要概念，研究方法論，結果，考察の論理的一貫性が保たれているか否かを横の矢印で，それぞれ評価できるように図示されています．

また，先行する量的研究(Dulock & Holzemer, 1991／1993)と質的研究(Wolf & Heinzer, 1999)のそれにならい，サブストラクションを作成するプロセスで引き出される「クリティークの視点」を示しました．私たちは，質的研究論文をクリティークすること，なかでも，その論理的一貫性を評価することを重視しました．そのため，サブストラクションのプロセスから引き出される問いも，研究目的，理論的パースペクティブ，研究方法論，結果，考察の論理的一貫性を問うものとしました．

視点(1) では，研究目的と研究の意義の明瞭性を問います．

視点(2) では，研究対象に関する理論的パースペクティブとそれを用いる根拠を問うとともに，研究対象に関する理論的パースペクティブと研究目的との一貫性を確認します．

視点(3) では，研究方法論，およびその研究方法論に関する理論的パースペクティブと，それを用いる根拠が明瞭に説明されているかを問います．

視点(4) では，研究方法論と，視点(2)で確認した研究対象に関する理論的パースペクティブとの一貫性を確認します．

視点(5) では，研究方法論と，その研究で具体的・実際的に採用されたデータ収集法方法，データ分析方法との一貫性を確認します．

視点(6) では，その研究で扱われている主要概念を確認し，その主要概念とデータ収集方法，データ分析方法との一貫性をチェックします．

視点(7) は，記載された結果の内容を，研究対象や研究方法論に関する理論的パースペクティブとの論理的一貫性の観点から評価するものです．

視点(8) は，考察について，研究目的と意義，研究対象と研究方法に関する理論的パースペクティブとの一貫性を評価する項目と，研究のオリジナリティについての考察を問う項目，そして論理的一貫性という視点でみたときの研究の限界についての考察の有無を問う項目から構成されています．

視点(9) では，視点(1)～(8)での検討を統合し，当該研究論文における論理的一貫性に関わる問題の整理を行います．

サブストラクション・ワークシートを使って質的研究論文をクリティークする際には，これらの視点を意識しながらサブストラクションに必要な構成要素を論文から抽出し，ワークシートに記入し終えた段階で，改めてこれらの視点から論文の論理的一貫性を評価していくとよいでしょう．

私たちは，ここで紹介したワークシートをもとに改良して，質的記述的研究論文のサブストラクション・ワークシートや研究方法論別のサブストラクション・ワークシートをそれぞれ開発しました．第4章では，質的記述的研究論文へのサブストラクション・ワークシートの適用とその活用例を紹介し，さらに第5章では，研究方法論別サブストラクション・ワークシートの考え方とその活用例を示したいと思います．

■コラム■ 「方法」と「方法論」の違い

　研究を評価するポイントの1つが研究の「方法」です．ですから，研究成果の発表の場では，方法，つまりデータを得た実験・調査の手法，およびそのデータを分析・解釈した思考の手順を正確に述べ伝え，批判を受けなければなりません．場合によっては，その方法が他の研究者によって応用されることによって何かが発見されたり，吟味されることでさらに精度の高い方法へと発展することもあります．

　ところで，この「方法」という語は学術用語ではありません．方法とは「目的を達成するために用いられる手段」といった意味で，私たちが日常的に使っている語です．「方」という字には「みち」「しかた」という意味があり，「法」にも「きまったやり方」「模範」という意味があります．つまり，「方法」とは，同じ意味の漢字である「方」と「法」を重ねることで「何かのやり方」という意味を強く表現しているのです．

　「方法」を意味する英語は method ですが，これは「知識を追い求める」という意味のギリシア語 méthodos（メトホドス）に由来します．この méthodos は，after の意味の接頭辞である meta-（metaphysics, metatheory, metalanguage などにある meta です）と，way を意味する hodos からなります．したがって，英語の method の語源的意味は a way after，つまり「ある道の後を追う」「後を追って行く」ことであり，そこから「方法」という意味になりました．ちなみに，「学ぶ」という意味の英語 learn も，もともとの意味は「後を追う」でした．日本語の「学ぶ」も語源は「まねぶ」であり，それは模倣することですから，何かを学ぶとは何かの後を追い，それをまねることであり，その過程が「方法(method)」ということなのでしょう．

　この「方法」に似た語に「方法論」があります．こちらには学術用語的な雰囲気があり，日常的にはあまり使いません．「あなたの方法はおかしい」とは普通に耳にする表現ですが，「あなたの方法論はおかしい」となると学問的な感じがします．この「方法論」という語は，国語辞典では「学問の研究方法についての議論」や「目的（知識）に至る準備に関する論議」といった説明がなされています．簡単にいえば，「方法について考えること」です．つまり，何かを達成するための具体的なやり方そのものを表すのが「方法」で，「方法論」はそのやり方の是非や可能性を考えることなのです．

　英語で「方法論」は methodology です．これは，method に「学」を意味する接尾辞 -logos がついてできた語で，語源的にいえば study of method（方法の学）です．methodology の今日的な意味は a system of methods used in a particular field（ある特定の分野で用いられる方法の体系）で

が，これは個々の方法ではなく，ある研究に使われる方法全体が視野に入っています．それに対して，method は a particular procedure for accomplishing or approaching something(何かを達成する，もしくは何かに近づくための1つの特定の手法)と説明されるように，これは個々の方法を指しています．つまり，「あなたの方法はおかしい」と言うと，個別的な場面での具体的な方法のことを指していますが，「あなたの方法論はおかしい」とは方法全般についての考え方や用い方を言っているのです．つまり，method(方法)は個別的・具体的なレベルの語であり，methodology(方法論)は全体的・抽象的なレベルの語と考えればよいでしょう．

method なる語は16世紀後半の英語に現れました．デカルトが『方法序説』を書いたのが1637年なので，西欧では16世紀から17世紀にかけて「方法」が意識されるようになったと考えられます．ところが，methodology が英語で使われはじめるのはそれから約200年後の19世紀に入ってからです．19世紀には，心理学，社会学，言語学などの新しい科学が生まれ，その客観性や実証性を保証するための方法論議が盛んに行われました．こういった科学方法論の追究から，科学とはその方法を議論すること，すなわち methodology こそが学問の中心であるかのような印象を与えるようになったのかもしれません．

いうまでもありませんが，研究の目的に対して最も適合する「方法」を選択することは，研究者には欠かせない能力です．そこには研究者の方法全般に対する見方，つまり「方法論」が求められます．言い換えると，確固とした方法論(methodology)に基づいた，1つの方法(a method)，もしくは複数の方法(methods)を選び取る努力は，研究プロセスのなかでも重要な位置を占めているのです．　　　　　　　　　　　　　　　　　〔谷津裕子〕

■ 文献
・Dulock, M.L. & Holzemer, W.L.(1991)／操華子・近藤潤子訳(1993)．サブストラクション—理論から方法をよりよく導くために．看護研究，26(5)，455-461．
・Patton, M.Q.(1990). *Qualitative Evaluation and Research Methods (2nd ed.).* Newbury Park, CA : SAGE Publications.
・Wolf, Z.R. & Heinzer, M.M.(1999). Substruction : Illustrating the connections from research question to analysis. *Journal of Professional Nursing*, 15(1), 33-37.

4 質的記述的研究論文の サブストラクション・ワークシート

A 質的記述的研究の特徴

1 質的記述的研究とは何か

　近年，看護学の領域では質的データの分析に基づく研究が目立ちます．私たちの所属する大学院でも，研究を行う大学院生の8～9割が質的研究を行い，量的研究の割合は1～2割にとどまっています．

　なかでも，研究デザインとして数多く見受けられるのが「質的記述的研究デザイン」です．他のデザイン，たとえば解釈学的現象学的方法やエスノグラフィー，グラウンデッド・セオリー法のように，ある一定の現象の見方や研究方法を用いる研究はごく限られています．

　これは，私たちの大学院の話だけではないようです．中木・谷津・神谷(2007, pp.43-45)の報告によると，1995～2005年の間に『日本看護科学会誌』『日本看護研究学会雑誌』『日本助産学会誌』に掲載され，「体験」「経験」「生活」をキーワードにした質的研究47論文のうち，解釈学的現象学的方法，エスノグラフィー，グラウンデッド・セオリー法を採用したものは17論文にとどまり，それ以外の30論文は「質的記述的デザイン」，あるいは単に「質的方法」「質的帰納的方法」と述べるものでした．

　このように「質的記述的研究」は最も頻回に用いられるアプローチであるにもかかわらず，膨大な数が出版されつづけている質的研究に関する日本の書籍のなかで，包括的に説明しているものはほとんど見当たりません．もちろん，グレッグ(2007)による質的記述的研究の詳細な解説のように，良き例外は存在します．が，解釈学的現象学的方法，エスノグラフィー，グラウンデッド・セオリー法などが，ほほどの書籍にも1章ずつ割かれて丁寧に説明されているのに比べると，「質的記述的研究」と

いうアプローチに対する言及の少なさは特筆に値します．これはどうやら日本国内に限られた問題ではなく，看護学分野における世界共通の傾向らしいのですが（Sandelowski, 2000：Parse, 2001）．

■「記述的」とは

ところで，質的記述的研究の「記述的」とはどのような意味なのでしょうか．

英語で記述的とは descriptive と表記されますが，この語にある"de"は down（下げる，下ろす，下に離れていく）の接頭辞です．また，"script"は脚本・台本，筆記体，手書きなどを示す名詞で，"-ive"は「～的」や「～のような」を意味する接尾辞です．したがって，"de-script-ive"という語を直訳すれば，「言葉で書き（script）下す（de-）ような（-tive）」といったような意味をもち，"write down"という言葉に近いニュアンスであることがうかがえます．

ただし，"write"には write the letter, write the book というように，何かを書くという行為に焦点が当てられるのに対し，"describe"（descriptive の動詞形）にはもともと文字で表しにくいもの（現象や状況）を文字や数字にして表すという意義に焦点が当てられている，という違いがあります．単に言葉をつづるのではなく，目の前に繰り広げられている情景をつぶさに観察し，それをありのままに描写するといったニュアンスが"descriptive"の語に含まれているのです．

日本語の「記述」という語にも，これと似たニュアンスがあります．『広辞苑（第 6 版）』によると「記述」とは，文章に書き記すこと，あるいは対象や過程の特質をありのままに秩序正しく記載することです．

したがって，現象の特質をありのままに文字で書き表すという「記述 description」の特徴を活かした研究方法が，記述的研究であると考えることができます．

記述的研究は，質的研究のみならず量的研究にも存在します．"記述的（descriptive）"の語義からうかがえるように，このアプローチは，目の前の環境に手を加えることなく，非実験的な研究手法（non experimental study）によって関心のある現象や状況に迫りゆくアプローチ法です．Burns & Grove（2005／2007, pp. 250-257）によれば，量的研究における記述的研究の目的は，自然に起こっているままに状況の様相を示すことにあります．このようなアプローチ法は，これまで研究がほとんど行われていない領域の知識を得たり，そのような知識に基づいて理論を開発したりするために，きわめて重要です．

質的記述的研究においても，その目的とするところは量的記述的研究と同様に，自然に起こっているままに状況の様相を書き示すことにあると考えられます．質的記述的研究とは，出来事を，その出来事が存在する日常のなかで使用する言葉で包括的に要約するものであり，現象を率直に記述すること(straight description of phenomenon)が必要な場合に選択される方法なのです(Sandelowski, 2000, p.334)．

■「現象を率直に記述する」とは

　「現象を率直に記述する」とは，どういうことでしょうか．私たちが何かを記述するためには，まず何を記述するか選択しなければなりません．つまり，いったん研究者の認識を通過させなければならないのです．したがって，すべての記述は解釈を含意しており，まったく無垢なまなざしによる純粋な見方は存在しません(Pearce, 1971, p.4)．その意味で，記述は解釈から自由ではありえませんが，たとえば解釈学的現象学的方法やグラウンデッド・セオリー法を用いた研究での記述に比べると，質的記述的研究における記述は，推論の少ない解釈を含意するか，研究者たちの間で容易に共通理解が得られるようなものだといえます(Sandelowski, 2000, p.335)．

　インタビューで，看護師が臨床現場で直面した倫理的問題について語ったとしましょう．ある研究者はその看護師の感情の特徴を描き，別の研究者はそこで何が起きていたかという出来事の特徴を描いたとします．両者の記述の焦点は異なっていますが，たとえばその看護師が怒っているということを何度も話したことや，同僚の看護師や医師の多くがその問題が起きた次の日には何ごともなかったようにふるまい，その問題についてカンファレンスが開かれることも話題にのぼることもなかったと述べたことについては，どちらの研究者も同意するでしょう．と同時に，どちらの研究者も，その情景の率直な表現として，お互いの記述を認めることもできるでしょう．つまり，研究者たちがそれぞれの記述において同じ「事実」を表現していなかったとしても，推論の少ない記述としてのその事例の「事実」には，躊躇なく同意するでしょう[注1]．

　Sandelowski(2000, p.336)が指摘するように，人は，眼前に広がるすべてのものを記述することはできません．とはいえ，記述するために選択したものを，ほとんどすべての観察者が実際に「そこにある」と認める

注1) ここでの例は，Sandelowski(2000, p.335)の提示した「乳がんを発症した女性の語り」の例を，「倫理的問題に直面した看護師の語り」に置き換えて説明しています．

ことは可能でしょう．また，その共通理解によって，科学や芸術というものは支えられている，ともいえるでしょう．

ただし，すべての記述が研究者たちの間に共通理解を生むわけではありません．共通理解が容易に得られるような記述には，正確な順序で出来事を伝える「記述的妥当性（descriptive validity）」や，参加者がそれらの出来事にあると考える意味を正確に伝える「解釈的妥当性（interpretive validity）」があります（Maxwell, 1992）．質的記述的研究を行う者は，このことを十分に理解しておく必要があります．

推論の少ない記述，という質的記述的研究の特徴については，質的記述的研究ではない質的研究方法，たとえば解釈学的現象学的研究，エスノグラフィー，グラウンデッド・セオリー法と比較して考えてみるとよいでしょう．Sandelowski（2000, p.336）によれば，質的記述的研究における記述は，その事例における「事実」を，日常のなかで使用する言葉によって提示することを含意しています．質的記述的研究を行う研究者たちは，ある出来事の包括的な要約を，そうした出来事が起こる日常のなかの言葉で提示することで，自分たちのデータや言葉の表面，出来事に近づきつづけるのです．それとは対照的に，解釈学的現象学的研究，エスノグラフィー，グラウンデッド・セオリー法による記述は，出来事を別の言葉によって再表現します[注2]．つまり，研究者たちには，自分たちが見聞きしたことに関する自身の解釈をさらに解釈し，それを言葉にすることが求められるのです．この「自身の解釈をさらに解釈」する営みの多くは，それぞれの方法論自体から導き出されます．

こうした意味で，質的記述的研究における記述は，解釈学的現象学的研究，エスノグラフィー，グラウンデッド・セオリー法などにおける記述よりも，解釈的ではなく，推論の少ない記述だといえるでしょう．しかしながら，解釈的でないとか推論が少ないということが，すなわち研究として深みがなく，取るに足らない価値のないものとみなされるべきではありません（Sandelowski, 2000, p.336）．なぜなら，質的記述的研究

注2）研究方法論から導き出される「別の言葉による再表現」として，Sandelowski（2000, p.336）は次のような例をあげています．グラウンデッド・セオリー法は，「条件／帰結マトリクス」のなかの要素を探し，その要素としてのデータを解釈するように研究者を向かわせます（Srauss & Corbin, 1998／2004）．特定のタイプの現象学的研究は，身体性 corporeality や時間性 temporality のような「生活世界の実存 lifeworld existantials」を探し，その言葉のなかでデータを解釈するよう研究者を向かわせます（Van Manen, 1990）．そのような記述は，研究者に言葉や情景をただ読むだけではなく，むしろデータのなかに入り込んだり離れたり，間に挟まったり，上から眺めたりしながら読むことを要求するのです．

は，次に述べるような理論的パースペクティブを含意する，1つの「研究デザイン」と考えられるからです．

2 質的記述的研究の理論的パースペクティブ

質的記述的研究は，既存の理論や哲学とのかかわり合いによって妨害されることが最も少ない研究デザインです（Sandelowski, 2000, p.337）．

たとえば，解釈学的現象学的研究を行う研究者がハイデガーの解釈学的現象学における存在論をもとに研究参加者の経験を意味づけたり，グラウンデッド・セオリー法を用いる研究者がミードやブルーマーの象徴的相互作用論をもとに研究参加者の行為やものごとの意味を解釈したりするのとは違い，質的記述的研究を行う研究者は，そのような特有の学問的伝統から生じた特定の方法論的枠組みをもちません．特定の方法論的枠組みをもたないという意味では，質的記述的研究は，質的アプローチのなかでは最も「理論的でない」方法論だといえるかもしれません（Sandelowski, 2000, p.337）．

だからといって，理論的／哲学的志向をまったくもたないかというと，そうではありません．記述的研究は，自然主義的探求（naturalistic inquiry）における一般的な見方を踏襲します．自然主義的探求とは，前に述べたとおり，目の前の環境に手を加えることなく，非実験的な研究手法（non experimental study）によって関心のある現象や状況に迫りゆくアプローチです．つまり，質的記述的研究においても，関心のある現象の自然な文脈を破壊するのを最小限にするような研究手法をとるのです．

自然主義的探求には，質的研究だけでなく，行動学的研究のように非実験的で自然な状況における探求方法をとる一部の量的研究も含まれています．が，質的研究の場合は，量的研究とは区別される，①〜⑥のような前提や特徴（Streubert & Carpenter, 2007, pp.20-23）を有します．

① **現実は複数あるという前提**：質的研究では1つの現実や唯一の真実を探し求めるのではなく，普遍的なたった1つの真実が存在するのではないという考え方でものごとを探求する．

② **研究する現象を理解するためのアプローチを明らかにすることへのコミットメント**：質的研究者は，現象に関する問題に取り組むにあたり，その研究疑問に答えるのにふさわしい方法やアプローチを発見する．

③ **研究参加者の見方へのコミットメント**：研究者にとってではなく，研究参加者にとっての事実の見方を理解しようとする．

④ **関心ある現象の自然な文脈を破壊するのを最小限にする方法で探求すること**：研究者には，自然な環境を乱すのを最小限にするような仕方で研究に取り組むことが望まれる．

⑤ **研究のなかで研究者の参加を意識すること**：質的研究では，研究者自身が測定用具であることを理解し，研究者の主観によるバイアスを免れて行われる研究は存在しないという事実を受け入れる．研究者が現象をどのように捉え，現象にどのような影響を与えているかについて自覚的であればあるほど，それを忠実に記述することが可能となる[注3]．

⑥ **研究参加者の言葉を用いた濃厚な記述によって現象の理解を伝えること**：研究参加者の経験を，研究参加者の視点に立って報告したものが，質的研究における結果（発見）である．

以上のような点が，質的記述的研究の特徴であると考えられます．これはすなわち，質的記述的研究を行う研究者がどのように研究対象となる現象を捉えるか，あるいはそれらの現象にアプローチするかといった，現象の見方や接近法についての研究者の前提を示したもの，すなわち質的記述的研究における理論的パースペクティブだといえます．

質的記述的研究は，このように，独自の理論的パースペクティブを有する「研究デザイン」の1つであると私たちは考えます．質的記述的研究は研究として深みがなく，取るに足らない価値のないものとみなされるべきではないと私たちが主張する理由も，「質的記述的研究には独自の理論的パースペクティブがある」という考え方に起因するものです．

したがって，質的記述的方法においても本来は，現象をどのように見るか，現象にどのように接近するかについての研究者の前提が論文中に記されることが求められます．しかしながら，残念なことではありますが，質的記述的研究デザインをとる研究論文のなかでそうした研究者の理論的パースペクティブを明記しているものは決して多くはありません．読み進むにつれ，実際には上記①～⑥のような理論的パースペクティブを有していると推察できる論文が多いのにかかわらず，です．明記されない理由としては，研究者にとってこれらの前提があまりにも自明で意識化しにくいことや，紙幅の都合で書くことができないなどが考えられます．

そのため，現状としては，質的記述的研究デザインを採っている論文

注3）一方で量的研究では一般に，測定する側とされる側との間に一定の距離感があり，その現象がどのようなものかを明らかにするためになんらかの測定用具や尺度を用います．この距離感が重要であり，研究対象となる人間や現象，事象に研究者の存在が影響を及ぼすことは最小限に抑えられます．

を手にした読み手の側で，①〜⑥のような質的記述的研究の方法論に関する理論的パースペクティブを念頭におき，それらの理論的パースペクティブと研究目的，研究方法論，結果，考察の間に一貫性があるかどうかをクリティークすることが求められます．

B 質的記述的研究論文の サブストラクション・ワークシートの概要

以下に，質的記述的研究論文のクリティークのためのサブストラクション・ワークシートおよびクリティークの視点の概要を説明します．**図4**と合わせてお読みください．

図4　質的研究論文のサブストラクション・ワークシート：質的記述的方法（フォーマット）

研究テーマ	関心ある出来事に関するテーマ			
研究目的	関心ある出来事について包括的に要約して理解すること			
研究の意義	関心ある出来事を明らかにすることが看護にもたらす利益			
研究対象に関する理論的パースペクティブ	主要概念	関心ある出来事，理論的パースペクティブ，現象へのアプローチに関する概念		
関心ある出来事への向き合い方や出来事の捉え方	研究方法論	質的記述的研究デザイン	研究方法論に関する理論的パースペクティブ	①〜⑥に関連することがら：① 現実は複数あるという前提，② 研究する現象を理解するためのアプローチを明らかにすることへのコミットメント，③ 研究参加者の見方へのコミットメント，④ 関心ある現象の自然な文脈を破壊するのを最小限にする方法で探求すること，⑤ 研究のなかで研究者の参加を意識すること，⑥ 研究参加者の言葉を用いた濃厚な記述によって現象の理解を伝えること（用いた根拠）
用いた根拠		データ収集方法	インタビュー，参加観察，フィールド資料の収集（書き表された物，写真，ビデオ，作品など）	
		データ分析方法	◎帰納的分析方法：以下に関する具体的手続き ・データの縮約（コード化，カテゴリー化の手続きの明示） ・データの表示（マトリックス，グラフ，表，関連図など） ・結論を引き出すこと・検証（結果を解釈し，妥当な意味を引き出す方法の明示）	
		倫理的配慮		
研究対象を上記のようなものとして捉える理由	結果	関心ある出来事の包括的な要約に関する，推論の少ない記述		
	考察	目的・意義の考察		
		理論的パースペクティブと結果の関連性に関する考察		
		研究のオリジナリティについての考察		
		研究の限界についての考察		

図4　つづき
■ **クリティークの視点：質的記述的方法** ■

(1)「研究目的」と「研究の意義」を明瞭に記述しているか

(2)「研究対象に関する理論的パースペクティブ」とそれを用いる根拠を明瞭に説明しているか
　　「研究対象に関する理論的パースペクティブ」は「研究目的」と一貫性のあるものか

(3)「研究方法論」と「研究方法論に関する理論的パースペクティブ」，およびこの研究方法論を「用いた根拠」
　　を明瞭に説明しているか

(4)「研究方法論」と「研究対象に関する理論的パースペクティブ」の間に一貫性があるか

(5)「研究方法論」と「データ収集方法」および「データ分析方法」の間に一貫性があるか

(6) 研究で扱う「主要概念」は何か
　　「主要概念」と「データ収集方法」および「データ分析方法」はフィットしているか

(7)「結果」の内容は「研究対象に関する理論的パースペクティブ」や「研究方法論に関する理論的パースペクティブ」が活かされたものか

(8)「考察」の内容は，次の条件を満たしているか
　　(8)-1　「考察」と「研究目的」および「研究の意義」との間に一貫性があるか

　　(8)-2　「研究対象に関する理論的パースペクティブ」や「研究方法論に関する理論的パースペクティブ」が
　　　　　活かされたものか

　　(8)-3　研究のオリジナリティについて考察されているか

　　(8)-4　論理的一貫性という視点でみたときの研究の限界について考察されているか

(9) 統合（論理的一貫性に関わる問題の整理）

■ 研究テーマ・研究目的

　質的記述的研究は，関心のある出来事について，その出来事が存在する日常のなかで使用する言葉で包括的に要約することを目的としています．そのため，「研究テーマ」や「研究目的」の欄には，関心ある出来事について包括的に要約して理解することに関連する内容が書き込まれると期待されます．

■ 研究の意義

　その研究を実施する意義については，論文の"はじめに"や"緒言"，"研究の背景"の部分に記されていることが多いです．質的記述的研究デザインを用いた研究の「意義」は，関心のある出来事を明らかにすることが看護にもたらす利益に方向付けられることが望まれます．

■ 研究対象に関する理論的パースペクティブ・用いた根拠

　「研究対象に関する理論的パースペクティブ」の欄には，関心ある出来事について，研究者がどのように捉えていると読み取れるかについて書き込みます．

　ここでいう理論的パースペクティブとは，量的研究における操作的定義のように研究に先立ってあらかじめ「関心のある出来事とはこれこれこういうことである」と現象の中身（内容）を定義してしまうこととは異なり，関心ある出来事への向き合い方や関心ある出来事の捉え方を示すものです．質的記述的研究における理論的パースペクティブは，通常，既存の理論（実践理論レベルや中範囲理論レベルであることが多い）または先行研究で明らかになっている知見を拠りどころにしています．

　また，「用いた根拠」の欄には，上記のような理論的パースペクティブを用いた理由について論文中に示されている内容を書き込んでいきます．

　なお，本書の「理論的パースペクティブ」に関するコラム（▶p.14）に，質的研究の文脈で扱われる理論的パースペクティブには，研究対象についての仮定的理解としての「研究対象に関する理論的パースペクティブ」と，研究対象へのアプローチの仕方を導く「研究方法論に関する理論的パースペクティブ」があることを説明しました．今ここで取り上げている理論的パースペクティブは，「研究対象に関する理論的パースペクティブ」です．「研究方法論に関する理論的パースペクティブ」としての理論的パースペクティブについては，この後の「研究方法論・研究方法論に関する理論的パースペクティブ・用いた根拠」で説明します．

■ **主要概念**

「主要概念」には，関心ある出来事，理論的パースペクティブ，現象へのアプローチに関する概念が含まれるでしょう．

■ **研究方法論・研究方法論に関する理論的パースペクティブ・用いた根拠**

「研究方法論」の欄には，質的記述的研究デザインと書き込まれることになるでしょう．

「研究方法論に関する理論的パースペクティブ」の欄には，質的記述的研究デザインにおける現象への接近の仕方や現象の捉え方が書き込まれます．論文中に，質的記述的研究デザインに関する理論的パースペクティブに相当する記述が見当たらない場合があるでしょう．その場合は，質的記述的研究デザインという方法論の背景にある理論的パースペクティブとして，以下6点のいずれか，またはそのすべてに該当する内容が含意されていると考えることができます．

① 現実は複数あるという前提
② 研究する現象を理解するためのアプローチを明らかにすることへのコミットメント
③ 研究参加者の見方へのコミットメント
④ 関心ある現象の自然な文脈を破壊するのを最小限にする方法で探求すること
⑤ 研究のなかで研究者の参加を意識すること
⑥ 研究参加者の言葉を用いた濃厚な記述によって現象の理解を伝えること

また，「用いた根拠」の欄には，その研究において質的記述的研究デザインを用いた理由に関する論述が書き込まれます．それは，上記①～⑥のいずれか，またはそのすべてと，その研究における現象への接近の仕方や現象の捉え方の共通点や親和性を説明する文章となるでしょう．

■ **データ収集方法**

質的記述的研究における現象へのアプローチは，自然主義的な方法，すなわち目の前の環境に手を加えることなく非実験的な研究手法によって関心ある出来事に迫りゆくものです．また，質的記述的研究におけるデータ収集は，一般的に，誰が，何を，どこで，どのような出来事を，どのように経験するのか，という疑問を明らかにすることへと方向付けられます(Sandelowski, 2000, p.338).

したがって,「データ収集方法」の欄は,自然主義的なアプローチによってこれらの疑問を明らかにするための方法,すなわちインタビュー,参加観察,フィールド資料の収集（書き表された物,写真,ビデオ,作品など）といった多様な方法が書き込まれることになります.

■ データ分析方法

　質的記述的研究におけるデータ分析にはいくつかの方法があり,唯一の方法や,純粋な方法というものは存在しません（Bailey, 1997／2000, pp.167-168）[注4]．ただし,いずれの方法にしても"データを帰納的に分析する"という原則からははずれてはなりません．帰納的な分析とは,分析されたテーマやカテゴリーがデータから生み出されることを意味します．すなわち,データ収集に先立ってテーマやカテゴリーが割り当てられるのではなく,むしろそれらはデータから浮かび上がってくるのです（Patton, 2001）.

　Miles & Huberman（1994, pp.10-12）は,データ分析を,「データの縮約」「データの表示」「結論を引き出すこと・検証」という3つの同時的な活動から成り立っているものとみなしています.

　「データの縮約」は,**コード化**[注5],すなわち記述されたデータ（インタビューのトランスクリプトや参加観察のフィールドノーツなど）をしかるべき長さに切り分け,それぞれにコード（名前）を付ける作業に始まります．次に,それらのコード同士を見比べ,相違点,共通点ごとにまとめ,まとめられたコードに共通する名前を付けていきます．それが1つのサブカテゴリーになり,さらにいくつかのサブカテゴリーが集まって1つのカテゴリーとなります．このように,コードあるいはサブカテゴ

注4）Bailey（1997／2000）は,質的データから意味を抽出する方法を次の4つに類型化しています（p.168）．1つ目の方法は,データを記述し,原因,結果,関連性を推論するための方法として,パターンやカテゴリー,そして記述単位を見つけ出すことです（Lincoln & Guba, 1985 ; Patton, 2001）．2つ目は,特定のデータに基づいた理論を生成するという最終目標をもって,多様なコード（コーディング）や連結のさせ方に関する技法を用いる方法です（Glaser & Strauss, 1967／1996）．3つ目の方法は,データを秩序付けて説明し,データから意味を生み出すために,データをコード化やチャート,図などを使って象徴的に表現する方法です（Miles & Huberman, 1994）．4つ目は,仮説を条件付きで検証するためにデータを記述し解釈する方法であり,事前に行うコーディング（a priori cording）や事後に行うコーディング（a posteriori cording）が用いられます（Bogdan & Biklen, 1982 ; Herberg, Mausner, & Snyderman, 1959）.

注5）「コーディング」とも呼ばれるこの作業は,データに含まれている情報から意味を抽出し,概念化する仕事ともいえます．佐藤（2008, p.33）は,コーディングを「文字テキストデータに対して一種の小見出しをつけてゆく作業」であり,「文字資料に含まれる情報量を圧縮することによってより操作しやすい形式に加工していくという点ではデータの縮約の手続きとしての一面を持っている」と説明しています.

リー同士を比較・分類し，まとめ上げて名前を付けていくプロセスを**カテゴリー化**といいます．このようなコード化やカテゴリー化のプロセスを経て，最初のデータに含まれる情報量は圧縮され，要約されて，抽象度の高いものへと変容していきます．

「データの表示」は，情報を組織化し，圧縮させた集合体としてデータを描くプロセスを指しています．具体的には，文章以外の方法，たとえばマトリックスやグラフ，表，関連図を使うことによって，情報を即座に利用できるコンパクトな形式で整理し，何が起きているのかを容易に理解できるようにすることが含まれています[注6]．

「結論を引き出すこと・検証」とは，表示されたデータを解釈し，意味を引き出すための活動です．結論は，分析結果のケースを比較したり，繰り返しあらわれるパターンに着目したりすることで引き出されます．得られた結論は，分析手続きの一環として，すみやかにデータに戻って検証される必要があります．あるいは，共同研究者や研究協力者とともに徹底的にデータを検討することも有益です．

以上の「データの縮約（コード化，カテゴリー化）」「データの表示」「結論を引き出すこと・検証」は，質的記述的研究デザインを採る研究ではおおむね共通して行われる分析手続きです．したがって，「データ分析方法」の欄には，これらの分析手続きに相当する内容が書き込まれることになります．

■ 結果

「結果」の欄には，論文中に書かれている結果の要約を書き込みます．質的記述的研究の場合，関心ある出来事の包括的な要約を，推論の少ない記述によって説明していることが望まれます．

■ 考察

「目的・意義の考察」の欄には，研究目的および論文の冒頭に示されていた予想された研究の意義と，その研究の結果とのつながりについて，どのように論文中に記されているかを書き込んでいきます．

注6)「データの表示」は，「データの縮約」のプロセスと同時に行われるものです．論文のなかで最終的に示される図や表だけでなく，分析途上で作成される図表のすべてが含まれるのです．Miles & Huberman(1994, p.11)は，「データの表示」とは，「情報を組織化して圧縮させた集合体である．われわれはそこから結論を引き出し，次の行動を導くことができる．…(中略)…表示を見れば，何が起きているのかを理解することができる．そしてその理解に基づき，何をすべきなのか——もっと分析すべきか，あるいは次のステップの行動を起こすべきか——がわかるのである」と説明しています．

「理論的パースペクティブと結果の関連性に関する考察」の欄には,「研究対象に関する理論的パースペクティブ」,および「研究方法論に関する理論的パースペクティブ」で示された内容が,その研究の結果にどのように反映されているか,両者をどのように関連付けて考察しているかについて,論文中に記されていることを書き込んでいきます.

「研究のオリジナリティについての考察」の欄には,その研究の発見や独自性について論文中に記されている内容を書き込みます.

「研究の限界についての考察」の欄には,本研究で果たしえなかったこととその理由,今後の課題などについて考察されている部分を書き込みます.

さらに,サブストラクションを作成するプロセスで引き出される「クリティークの視点」にも答えていきます.ワークシートの穴埋め作業と「クリティークの視点」に答える作業を通して,質的記述的方法を用いた研究に特有の視点を保持したまま,その論理的一貫性を評価することが可能となるのです.

C 質的記述的方法における　サブストラクション・ワークシートの活用例

　それでは実際の質的記述的研究論文を例にとって,質的研究論文サブストラクション・ワークシートにどのように落とし込み,クリティークできるかを説明します.題材とするのは,谷津(1999)が報告した研究論文「看護における感性に関する基礎的研究―『看護場面的写真』を鑑賞する看護者の反応の分析」です.

　図5は,論文の内容を落とし込んだサブストラクション・ワークシートです.以下,クリティークの視点に沿って,論文をクリティークしていきたいと思います.

図5 質的研究論文のサブストラクション・ワークシート：質的記述的方法（事例）

研究テーマ	看護における感性に関する基礎的研究－「看護場面的写真」を鑑賞する看護者の反応の分析－					
研究目的	「看護場面的写真」(看護場面を映し出した写真)を鑑賞する看護学生と看護専門職者の反応を分析し、看護者の示す反応の背景にある理解の仕方を明らかにすること。特に看護者が対象を理解する際の感性と知性の相互作用に注目し、感性がどのように働き、写真に対する理解を助けているかということについて考察する。					
研究の意義	看護者の感性という目に見えないものを見えやすくする1つの解釈の仕方を提供し、感性を育成するための要件について新しい知見を提出すること。					
研究対象に関する理論的パースペクティブ	→	主要概念	①看護者の感性：現象のなかから看護にとっての意味や価値あるものを感じ取り、それを表現する看護者の能力。知性(理論的・経験的知識による知的認識)と相互に働き合い、対象の理解を深めさせる基盤となるもの。 ②「看護場面的写真」：人間－環境の相互作用のさまざまなパターンを写し出した写真。本研究ではこのような写真として、1990年代に米国で出版された看護学教科書に挿入されている6枚の写真を選定した(選定基準あり)。 ③「看護場面的写真」の鑑賞：「看護場面的写真」を見る、気づく、感じる、考える、意味づけることを通して、そこに写し出された現象の意味を理解する活動。			
心理学・教育学・大脳生理学・情報工学分野での近年の感性研究における感性の捉え方に基づき研究者が前提とする感性の捉え方(感性の働きは、看護者が「看護場面的写真」の鑑賞を通して得るさまざまな視覚的情報を全体的印象に統合する印象化の過程と、その印象を外に表す反応化の過程からなる。全体的印象の形成過程には看護者のもつ経験的知識や理論的知識、価値観、感情や気分などが関わっている。反応化の結果、言葉や態度で外に表現されたものは再びその看護者の印象化の働きに影響を及ぼし、	→	研究方法論	質的記述的研究デザイン	研究方法論に関する理論的パースペクティブ	記述なし	用いた根拠	記述なし
			データ収集方法	①看護者：都内のN看護大学に在籍する大学生28名、N総合病院に勤務する看護師27名、計55名。 ②①に対して個別に行う半構成的面接法、観察法。6枚の「看護場面的写真」を1枚ずつ提示し、各写真について感じること、考えること、連想することなどを自由に報告するように求めた。沈黙・笑い・表情・動作などの非言語的反応、対象者の看護に対する知識や経験に関する個人的特性もデータとして収集した。			
			データ分析方法	個別分析と全体分析からなる。 【個別分析】①研究参加者ごとに「看護場面的写真」に対する反応の様子が全体的に把握できるまでデータを繰り返し読み、看護場面の主題の捉え方、印象やイメージにするデータを抽出する。②抽出されたデータの背後にある知識や価値観に注意し、再度データ全体を読み直しながら研究参加者の反応に含まれる中心的意味を抽出する。③抽出された中心的意味の類似するものを研究参加者ごとにまとめ、表題を付ける。 【全体分析】①全対象者についての個別分析によって得られた表題から、研究参加者間で類似するテーマを抽出する。②抽出されたテーマ間の関連性から「看護場面的写真」に対する反応のパターンについて、仮説的な説明を行う。③再度個別データを読み直し、仮説が個別データに適合するか否かを点検する。適合しないデータがある場合は、表題やテーマを再検討し、仮説を再構成する。④テーマ間に共通的なパターンが確立されるまで、個別データの分析、テーマの抽出、仮説の再構成を繰り返す。			

(つづく)

図5　質的研究論文のサブストラクション・ワークシート：質的記述的方法（事例）(つづき)

研究対象に関する理論的パースペクティブ(つづき)		
この印象化と反応化の循環により理解が成立する).	倫理的配慮	「看護場面的写真」に対する看護者の反応には研究参加者のさまざまな個人的情報や価値観が反映されることがあらかじめ予測されたため，研究参加者のプライバシー保護のために①面接場所，②データを本研究の目的以外で使用しないこと，匿名性，話したくないことを話さなくてよいこと，面接を辞退する権利の保証，③研究参加者の許可に基づく面接内容の録音，に留意して実行した．

用いた根拠		
看護における感性はさまざまに定義され位置づけられているものの，看護者の感性の実体を捉え，その生成・発現のプロセスまでを追えるような科学的・哲学的基盤はまだ十分に整備されているとは言い難い．そのため現時点では，看護者が対象をどのように理解しそれをどう表現するかという印象化と反応化の2つの働きに焦点を当てた基礎的・実体的調査を行うことによって，看護における感性の内的過程を探る1つの手がかりとすることが必要だと考えたため．	結果	「看護場面的写真」に対する対象者の反応には，第1類型：直覚的反応型，第2類型：一面的理解型，第3類型：多面的理解型，第4類型：発展的解釈型，という4つのパターンが見出された． 【第1類型：直覚的反応型】自分なりに感じたことについて，他者の感覚に訴えない言葉で言語化する，または沈黙や笑いなどの非言語的メッセージで表出する，推理によらず直接感じる直覚的な反応として特徴づけられる反応パターン．看護学生群にのみわずかに認められた． 【第2類型：一面的理解型】写真の中に見て取れるものに基づきながら写真を一面的に理解し，写真の主題のよさや分かりやすさに反応するパターン．学部1年群に最も多く見られ，看護に関する理論的知識が積極的に活用された． 【第3類型：多面的理解型】写真の中に見て取れないものにも基づきながら写真の主題を多面的に理解し，写真の正確さや臨場感を見極めようとする反応パターン．看護暦4〜7年群，看護暦1〜3年群，学部4年群，看護暦15年以上群の順で多く認められ，看護に関する経験的知識が積極的に活用された． 【第4類型：発展的解釈型】写真の中の人物の体験に関心を寄せ，事物の示す意味を看護一般の価値に関わる問題に発展させて解釈し，写真の雰囲気を味わう反応パターン．看護暦15年以上群，看護暦4〜7年群の順で，ごくわずかに認められた．
	考察	**目的・意義の考察** ・本研究の対象者は，学年や臨床経験年数が増すほど「看護場面的写真」のなかの人物や事柄に対する感受性，表現性が豊かになり，「看護場面的写真」を通して看護の意味や価値を吟味できる傾向がみられた．このことから，看護者の理論的・経験的知識の蓄積が「看護場面的写真」をより深く理解するための1つの要因であることが示唆された． ・本研究の1つの成果は，物事に対する理解が，感性と知性の相互作用によって促されることを確認した点にある．さらにこの点は，看護者の感性が生得的なものではなく，知識を通して強化され開発されるものであるという可能性を示唆するものと思われる． **理論的パースペクティブと結果の関連性に関する考察** ・「目的・意義の考察」に準じる． **研究のオリジナリティについての考察** ・「目的・意義の考察」に準じる． **研究の限界についての考察** ・「看護場面的写真」の鑑賞では，看護者の反応は対象の変化を呼び起こせず，もっぱら看護者自身の印象化の過程に影響を及ぼすのみである．また，「看護場面的写真」の鑑賞において看護者が得られるのは視覚的データのみであり，患者のニードを確認するための手だてが限られている．これらの点は本研究の方法上の問題と深く関わっており，今後，患者と看護者間のコミュニケーション過程や看護者の五感の作用を射程に入れた，より実態に即した包括的な研究方法を開発する必要がある．

■ クリティークの視点（p.35）に沿った論文のクリティーク

(1) 「研究目的」と「研究の意義」を明瞭に記述しているか．

➡ 研究目的：この論文では研究目的を，「『看護場面的写真』（看護場面を映し出した写真）を鑑賞する看護学生と看護専門職者の反応を分析し，看護者の示す反応の背景にある理解の仕方を明らかにすること」と明記している．

➡ 研究の意義：「看護者の感性という目に見えないものを見えやすくする1つの解釈の仕方を提供し，感性を育成するための要件について新しい知見を提出すること」が本研究の意義であることが明確に述べられている．

(2) 「研究対象に関する理論的パースペクティブ」とそれを用いる根拠を明瞭に説明しているか．
「研究対象に関する理論的パースペクティブ」は「研究目的」と一貫性のあるものか．

➡ 本研究における，研究対象に対する仮定的理解としての理論的パースペクティブは，「Ⅱ．文献検討」の章に記された，心理学・教育学・大脳生理学・情報工学分野での近年の感性研究における感性の捉え方であると考えられる．またそれらの知見を統合し，本研究で前提とした感性の捉え方が，「Ⅳ．本研究の前提」の章に明瞭に説明されている．

➡ 上記のような理論的パースペクティブを用いる根拠として，看護における感性はさまざまに定義され位置づけられているものの，看護者の感性の実体を捉え，その生成・発現のプロセスまでを追えるような科学的・哲学的基盤はまだ十分に整備されているとは言い難いこと，そのため現時点では，看護者が対象をどのように理解しそれをどう表現するかという印象化と反応化の2つの働きに焦点を当てた基礎的・実体的調査を行うことによって，看護における感性の内的過程を探る1つの手がかりとすることが必要だと考えたことが，「Ⅱ．文献検討」の「2．看護における感性の捉え方」に明記されている．

➡ 本研究で明らかにしようとする看護者の感性，すなわち「看護場面的写真」に対する看護者の反応の背後にある理解の仕方を，上記のような理論的パースペクティブから捉える根拠が示されて

おり，理論的パースペクティブと研究目的との一貫性が確保されている．

(3)「研究方法論」と「研究方法論に関する理論的パースペクティブ」，およびこの研究方法論を「用いた根拠」を明瞭に説明しているか．

➡ 研究方法論は記述的・帰納的研究デザインであることが明記されているが，この方法論を導く理論的パースペクティブについての記述はない．また，この方法論を用いた根拠についての記述もない．

➡ 質的記述的研究デザインの背景にある理論的パースペクティブとして，① 現実は複数あるという前提，② 研究する現象を理解するためのアプローチを明らかにすることへのコミットメント，③ 研究参加者の見方へのコミットメント，④ 関心ある現象の自然な文脈を破壊するのを最小限にする方法で探求すること，⑤ 研究のなかで研究者の参加を意識すること，⑥ 研究参加者の言葉を用いた濃厚な記述によって現象の理解を伝えること，のいずれか，またはそのすべてに該当する内容が含意されていると考えられる．また，このような現象への接近の仕方や現象の捉え方が本研究のめざすものとなんらかの共通点や親和性を有すると考えることができる．これらのことを論文中に明瞭に記すことが望まれる．

(4)「研究方法論」と「研究対象に関する理論的パースペクティブ」の間に一貫性があるか．

➡ 本研究における，研究対象に対する仮定としての理論的パースペクティブは，心理学・教育学・大脳生理学・情報工学分野での近年の感性研究における感性の捉え方に基づき研究者が前提とする感性の捉え方である．また，研究方法論は質的記述的研究デザインである．この研究方法論の背景にある上記①〜⑥の前提と，研究対象に対する仮定としての理論的パースペクティブ（感性の捉え方）との間に一貫性があることが望まれるものの，それを裏付ける記述は論文中にない．

(5)「研究方法論」と「データ収集方法」および「データ分析方法」の間に一貫性があるか.

➡ 研究方法論は質的記述的研究デザインである．データ収集は，半構成的面接と観察法により個々の看護者の「看護場面的写真」に対する反応を捉えることによって実施し，データ分析は，帰納的分析，すなわち個別分析と全体分析によりデータの縮約や結論の引き出し，検証を行った．これらのデータ収集方法，データ分析方法と，質的記述的研究デザインとの間には一貫性があると考えられる．

(6) 研究で扱う「主要概念」は何か．「主要概念」と「データ収集方法」および「データ分析方法」はフィットしているか.

➡ 主要概念は，① 看護者の感性，②「看護場面的写真」，③「看護場面的写真」の鑑賞，④ 看護者の反応，の4つであり，それぞれの前提が論文中に明記されている．

① 看護者の感性については，現象のなかから看護にとっての意味や価値あるものを感じ取り表現する看護者の能力である，と説明されている．本来的な意味での看護現象は，看護実践場面にあり，写真という視覚的媒体のなかには存在しない．この点で，写真を媒介とするデータ収集方法に疑問が残る．が，このようなデータ収集方法に至らざるをえなかった理由については「Ⅲ．研究目的」の章に述べられ，実際の看護場面を用いる研究の前段階として本研究が位置付けられることが明瞭に説明されている．

②「看護場面的写真」，③「看護場面的写真」の鑑賞については，看護に関する現象の意味を理解する活動，すなわち感性の働きを促すためのツールとして「看護場面的写真」が活用され，データが収集されていることから，② ③ の主要概念とデータ収集方法はフィットしているといえる．

④ 看護者の反応については，「看護場面的写真」を鑑賞する看護者が示す言語的メッセージと，言語によらず表出した非言語的メッセージの総称と定義されている．一方，データ収集方法として，各写真について感じること，考えること，連想することなどを自由に報告するように求め，沈黙・笑い・表情・動作などの非言語的反応もデータとして収集していることから，主要

概念の1つである看護者の反応を的確に拾い上げることができるデータ収集方法であるといえる．また，データ分析方法では，看護者の言語的・非言語的メッセージの両方について1人ひとりの研究参加者の反応を分析の対象としており，主要概念の1つである看護者の反応を的確に分析できる方法を採用していると考えられる．

なお，「看護者」は，①④に関わる概念である．本研究では看護大学生(学部1年群，4年群)28名と看護師(臨床経験年数1-3年群，4-7年群，15年以上群)27名，計55名に相当するが，これらの群がなぜ選定されたのかの説明がなく，主要概念とデータ収集方法とがフィットしているか否かを判断することができない．

(7)「結果」の内容は「研究対象に関する理論的パースペクティブ」や「研究方法論に関する理論的パースペクティブ」が活かされたものか．

➡ 結果では，「看護場面的写真」に対する対象者の反応として，第1類型：直覚的反応型，第2類型：一面的理解型，第3類型：多面的理解型，第4類型：発展的解釈型，という4つのパターンが示されている．看護者の理論的・経験的知識の蓄積が「看護場面的写真」をより深く理解するための1つの要因であることを示唆するこの結果は，「全体的印象の形成過程には看護者のもつ経験的知識や理論的知識が関わっている」とする「研究対象(看護者の感性)に関する理論的パースペクティブ」によって見出されたものといえるだろう．また，この理論的パースペクティブを超えて，「看護場面的写真」の理解が看護者のもつ知性と感性の相互作用により深まる様相を，4つのパターンによって具体的に示唆するという発見もなされている．

➡ 「研究方法論に関するパースペクティブ」については論文中に記述がないため定かではないが，同じ写真に対する反応がこれだけ多様であり，研究参加者がもつ人生の出来事や看護の経験に照らして写真について語ることができることを示した本研究の結果には，質的記述的研究デザインの理論的パースペクティブのうち①現実は複数あるという前提が活かされていると考えられる．また，研究参加者の語りから看護者の4つの反応パター

ンを帰納的に導き出した本研究の結果には，⑥研究参加者の言葉を用いた濃厚な記述によって現象の理解を伝えるという質的研究の特徴が活かされていると考えられる．したがって，「結果」の内容は「研究方法論に関する理論的パースペクティブ」が活かされたものであると判断できる．

(8)「考察」の内容は，次の条件を満たしているか．

(8)-1 「考察」と「研究目的」および「研究の意義」との間に一貫性があるか．

➡ 研究目的は，「看護場面的写真」を鑑賞する看護学生と看護専門職者の反応を分析し，看護者の示す反応の背景にある理解の仕方を明らかにすることであった．考察では，本研究の1つの成果として，物事に対する理解が感性と知性の相互作用によって促されることを確認したこと，看護者の感性が生得的なものではなく，知識を通して強化され開発されるものであるという可能性を示唆されたことが述べられ，本研究の目的にかなった考察がなされているといえる．

➡ 本研究の意義は，看護者の感性という目に見えないものを見えやすくする1つの解釈の仕方を提供し，感性を育成するための要件について新しい知見を提出することであった．考察では，看護者がみずからの感性を開発するためには，理論や経験による知識から意味や価値を学び取り，中村雄二郎(1992, p.63)のいう「経験の名に値する経験」にまで深めることが重要であること，本研究の第4類型のデータが物語るように，看護の現象に対する率直さと自覚の態度，自分の感覚や感情を意識するようになる内発的な学習が求められており，そのためにどのような教育的環境を提供するかということが看護者を教育する立場にある者にとって重要な課題であることが述べられ，本研究の意義にかなった考察がなされているといえる．

(8)-2 「考察」は「研究対象に関する理論的パースペクティブ」や「研究方法論に関する理論的パースペクティブ」が活かされたものか．

➡ (8)-1に準ずる．

> **(8)-3 研究のオリジナリティについて考察されているか.**

➡ (8)-1 に準ずる.

> **(8)-4 論理的一貫性という視点でみたときの研究の限界について考察されているか.**

➡ 考察では,写真を用いて看護者の感性を研究することの限界と,患者と看護者間のコミュニケーション過程や看護者の五感の作用を射程に入れた,より実態に即した包括的な研究方法を開発することの必要性が述べられている.

➡ また,学年や臨床経験年数の異なる看護者を横断的に調査して,看護者の感性の発達過程を明らかにすることの限界と,各々の研究参加者の反応型を長期にわたって調査・分析することで,看護者の感性の発達過程を説明するより一般的な概念や関係性を導き出すことの必要性が述べられている.

> **(9) 統合(論理的一貫性に関わる問題の整理).**

➡ 「研究方法論に関する理論的パースペクティブ」と,この方法論を用いた根拠(なぜ質的記述的研究デザインを用いたか)に関する記述がない.

➡ 「研究方法論」と「研究対象に関する理論的パースペクティブ」の間の一貫性を裏付ける記述がない.

➡ 「看護者」として看護大学生(学部1年群,4年群)と看護師(臨床経験年数1-3年群,4-7年群,15年以上群)の群を選定した理由について説明がない.

■ 文献

・Bailey, D.M.(1997)／朝倉隆司監訳(2000).保健・医療のための研究法入門―発想から発表まで.協同医書出版社.
・Bogdan, R.C. & Biklen, S.K.(1982). *Qualitative Research for Education : An Introduction to Theory and Methods*. Boston, MA : Allyn and Bacon.
・Burns, N. & Grove, S.K.(2005)／黒田裕子・中木高夫・逸見功監訳(2007).看護研究入門―実施・評価・活用.エルゼビア・ジャパン.
・Glaser, B.G. & Straus, A.L.(1967)／後藤隆・大出春江・水野節夫訳(1996).データ対話型理論の発見.新曜社.
・グレッグ美鈴(2007).質的記述的研究とは.(グレッグ美鈴・麻原きよみ・横山美江編著),よくわかる質的研究の進め方・まとめ方―看護研究のエキスパートをめ

ざして，医歯薬出版．pp.54-72.
- Herberg, F., Mausner, B. & Snyderman, B.(1959). *The Motivation to Work*. New York, NY : John Wiley & Sons.
- Lincoln, Y.S. & Guba, E.G.(1985). *Naturalistic Inquiry*. Beverly Hills, CA : SAGE Publications.
- Maxwell, J.A.(1992). Understanding and validity in qualitative research. *Haevard Educational Review*, 62, 279-299.
- Miles, M.B. & Huberman, A.M.(1994). *Qualitative Data Analysis : An Expanded Sourcebook*. Thousand Oaks, CA : SAGE Publications.
- 中木高夫・谷津裕子・神谷桂(2007)．看護学研究論文における「体験」「経験」「生活」の概念分析．日本赤十字看護大学紀要，No. 21, 42-54.
- 中村雄二郎(1992)．臨床の知とは何か．岩波新書．
- 新村出記念財団(2008)．広辞苑，第6版，DVD-ROM版．岩波書店．
- Parse, R.R.(2001). *Qualitative Inquiry : The Path of Sciencing*. Sundbury, MA : National League for Nursing.
- Patton, M.Q.(2001). *Qualitative Research and Evaliation Methods, 3rd edition*. Thousand Oaks, CA : SAGE Publications.
- Pearce, J.C.(1971). *The Crack in the Cosmic Egg : Challenging Constructs of Mind and Reality*. New York, NY : Washington Square Press.
- Sandelowski, M.(2000). Focus on research methods : Whatever happened to qualitative description?. *Research in Nursing & Health*, 23, 334-340.
- 佐藤郁哉(2008)．質的データ分析法―原理・方法・実践．新曜社．
- Streubert, H.J.S. & Carpenter, D.R.(2007). *Qualitative research in Nursing. Advancing the humanistic imperative, 4th edition*. Philadelphia, PA : Lippincott Williams & Wilkins.
- Srauss, A. & Corbin, J.(1998)／操華子・森岡崇訳(2004)．質的研究の基礎―グラウンデッド・セオリー開発の技法と手順，第2版．医学書院．
- Van Manen, M.(1990). *Researching Lived Experience : Human Science for an Action Sensitive Pedagogy*. Albany, NY : State University of New York Press.
- 谷津裕子(1999)．看護における感性に関する基礎的研究―「看護場面的写真」を鑑賞する看護者の反応の分析．日本看護科学学会誌，19(1)，71-82.

5 質的研究論文の研究方法論別 サブストラクション・ワークシート

A 研究方法論別にみた 理論的パースペクティブと研究の焦点

　質的研究には，さまざまな研究方法論がありますが，それらはそれぞれの理論的パースペクティブ（哲学的基盤）をもっています．そしてそれにより，研究の焦点も方向付けられます．ここでは，質的研究論文の背骨となる各研究方法論の理論的パースペクティブについて，解釈学的現象学的方法，エスノグラフィー，グラウンデッド・セオリー法に絞って説明したいと思います（**表4**）．

　解釈学的現象学的方法の理論的パースペクティブは，現象学や解釈学です．現象学や解釈学にも，たとえばフッサール，ハイデガー，メルロ＝ポンティなど，さまざまな提唱者とそれに基づく学派があり，強調点は異なっています（質的研究方法論の系譜についてのコラムを参照▶p.100）．そうした学派のどの立場を共有するかにより，対象や方法論に関する理論的パースペクティブは異なる部分もあります．しかし，解釈学的現象

表4　研究方法論別にみた理論的パースペクティブと研究の焦点

研究方法論	解釈学的現象学的方法	エスノグラフィー	グラウンデッド・セオリー法
理論的パースペクティブ	現象学，解釈学（フッサール，ハイデガー，メルロ＝ポンティなど）	文化人類学（古典的，系統的，解釈学的，批判的）	プラグマティズム，象徴的相互作用論
研究の焦点	現象や体験の意味や本質	文化的集団の価値・信念・実践	問題状況の克服に動機づけられたプロセスへの疑問，時間を経た体験や変化

学的方法は，日常の経験や現象の本質的な構造を理解するために，現象を網羅的に記述することに方向付けられたものであるという共通性をもっています．したがって，解釈学的現象学的方法を用いた研究の焦点は「現象や体験の意味や本質」となるでしょう．

エスノグラフィーの理論的パースペクティブは，文化人類学です．文化人類学にもさまざまな学派があり，その学派により文化の捉え方や強調点は異なるものの，これらに共通するのは，グループに所属することによって結びついた人々の生活様式を理解すること，何かしら共通のものをもつ人間集団に焦点を当てるという立場をとることです．したがって，エスノグラフィーを用いた研究の焦点は，文化的集団の価値，信念，実践に関することとなるでしょう．

グラウンデッド・セオリー法の理論的パースペクティブは，ジョージ・ハーバード・ミードのプラグマティズムと象徴的相互作用論です．プラグマティズムは，科学的探究の目的は「問題状況」の克服にあるという立場をとり，現実を，ダイナミックなプロセスとして捉えることを強調します（加藤，2003）．また，象徴的相互作用論は，人はシンボルを介して，意味に則って相互作用する，そのような相互作用が社会を形成するという，人間行動の意味への着目を強調する立場です（Blumer, 1969／1991）．このような考え方を理論的パースペクティブとするグラウンデッド・セオリー法を用いた研究の焦点は，問題状況の克服に動機づけられた疑問，時間を経た体験，あるいは変化（プロセス）に向かうものとなるでしょう．

以上のように，質的研究の方法論は，その方法論ごとに，それらが導かれた理論的パースペクティブが存在し，それぞれの研究の焦点はその理論的パースペクティブに方向付けられたものとなります．ひいてはデータ収集や分析の具体的方法，そこから導き出された結果や考察も，すべて理論的パースペクティブに一貫したものとなるでしょう．

したがって，誰かが書いた論文を読むとき，あるいはこれらの研究方法論を使って自分が論文を書くとき，それぞれの研究方法論の理論的パースペクティブの違いを理解しておくことが重要です．

とはいっても，それぞれの研究方法論の理論的パースペクティブを理解するためには，かなりの学習が必要となります．すべての研究方法論を深く理解した上で，さまざまな論文を読んでいくことは難しく，また，私たちは看護職なので，それぞれの学問にのめりこんでばかりはいられません．かといって，不確かな知識のまま論文を読み過ごしてよいということもありません．

そこで私たちは，研究方法論別に最小限おさえておくべきポイントがあらかじめ書き込まれているサブストラクション・ワークシートを開発しました．質的研究の方法論別サブストラクションを用いることで，各研究方法論の特徴に合わせて研究論文の論理的一貫性をみることができ，ひいては結果の解釈の適切性を評価することもできるでしょう．

　では，解釈学的現象学的方法，エスノグラフィー，グラウンデッド・セオリー法の順に，それぞれのワークシートの概要を説明し，各ワークシートを使って実際に看護研究論文をクリティークした例を紹介します．

B 解釈学的現象学的方法におけるサブストラクション・ワークシートの概要と活用例

　ここでは，解釈学的現象学的方法におけるサブストラクション・ワークシートの概要と，このワークシートを使って実際に看護研究論文をクリティークした例を紹介します(図6)．

図6 質的研究論文のサブストラクション・ワークシート：解釈学的現象学的方法（フォーマット）

研究テーマ	現象や体験（lived experience）の意味・本質に関するテーマ				
研究目的	現象や体験（lived experience）の意味・本質を記述し明らかにすること				
研究の意義	現象や体験の深い理解が看護にもたらす利益				
研究対象に関する理論的パースペクティブ／現象や体験をどう捉えるかということに関する考え方／用いた根拠／研究対象を上記のようなものとして捉える理由	主要概念	現象，体験，人間存在に関する概念			
	研究方法論	解釈学的現象学的アプローチ	研究方法論に関する理論的パースペクティブ	現象や体験にどう接近するかの基盤になる考え方	用いた根拠
	データ収集方法	インタビュー，参加観察，フィールド資料（書き表された物，写真，ビデオ，作品など）			
	データ分析方法	・解釈学的循環（テクストの部分がテクスト全体との関係で理解されるような解釈の手順） ・批判的な反省や研究者のバイアスを減らす工夫			
	倫理的配慮				
	結果	データの示す真実を概念化し，最も完全で最も豊富な複雑さを備えたまま，情報提供者の視点からその現象や体験の意味・本質を捉えた「深い記述」			
	考察	目的・意義の考察			
		理論的パースペクティブと結果の関連性に関する考察			
		研究のオリジナリティについての考察			
		研究の限界についての考察			

図6 つづき
■ **クリティークの視点：解釈学的現象学的方法** ■

(1)「研究目的」と「研究の意義」を明瞭に記述しているか
　(1)-1　現象や体験の意味・本質を探求するような目的か

　(1)-2　研究の意義は，現象や体験の深い理解が看護にもたらす利益に方向付けられたものか

(2)「研究対象に関する理論的パースペクティブ」とそれを用いる根拠を明瞭に説明しているか
　　「研究対象に関する理論的パースペクティブ」と「研究目的」の間に一貫性があるか

(3)「研究方法論」と「研究方法論に関する理論的パースペクティブ」，およびこの研究方法論を「用いた根拠」を明瞭に説明しているか
　　「研究方法論」と「研究目的」の間に一貫性があるか

(4)「研究方法論」と「研究対象に関する理論的パースペクティブ」の間に一貫性があるか

(5)「研究方法論」と「データ収集方法」および「データ分析方法」の間に一貫性があるか

(6) 研究で扱う「主要概念」は何か
　　「主要概念」と「データ収集方法」および「データ分析方法」はフィットしているか

(7)「データ分析方法」では，以下の点を明確に記述しているか
　(7)-1　解釈学的循環のプロセスが行われているか

　(7)-2　批判的な反省(個人的な先入観や明白にされていない仮説，その他の偏見の自覚)や研究者のバイアスを減らす工夫を行っているか

(8)「結果」の内容は，次の条件を満たしているか
　(8)-1　「研究対象に関する理論的パースペクティブ」や「研究方法論に関する理論的パースペクティブ」が活かされたものか

(つづく)

図6　質的研究論文のサブストラクション・ワークシート：解釈学的現象学的方法（フォーマット）(つづき)
■ クリティークの視点 ■

(8)-2　「結果」は「研究目的」に即したものか

(8)-3　データからの真実を概念化し，最も完全で最も豊富な複雑さを備えたまま，研究参加者の視点からその体験を捉えた記述となっているか

(8)-4　読者は結果で報告されていることから現象や体験の意味・本質を理解できるか

(9)　「考察」の内容は，次の条件を満たしているか
　(9)-1　「考察」と「研究目的」および「研究の意義」の間に一貫性があるか

　(9)-2　「研究対象に関する理論的パースペクティブ」や「研究方法論に関する理論的パースペクティブ」が活かされたものか

　(9)-3　研究のオリジナリティについて考察されているか

　(9)-4　論理的一貫性という視点でみたときの研究の限界について考察されているか

(10)　統合（論理的一貫性に関わる問題の整理）

1 解釈学的現象学的方法における サブストラクション・ワークシートの概要(図6)

■ 研究テーマ・研究目的

　解釈学的現象学の方法を用いた研究は，日常の経験や現象の意味や本質的な構造を理解するために，現象を網羅的に記述することに方向付けられています．したがって，「研究テーマ」や「研究目的」の欄には，日常の経験や現象の意味および本質的な構造を理解することについて，どのように論文中に記されているかを書き込んでいきます．

■ 研究の意義

　解釈学的現象学的方法を用いた「研究の意義」は，現象や体験の深い理解が看護にもたらす利益に方向付けられたものになるでしょう．

■ 研究対象に関する理論的パースペクティブ・用いた根拠

　「研究対象に関する理論的パースペクティブ」には，研究対象に対する予備的な理論的仮定が，「用いた根拠」には，当該研究でなぜそのような理論的パースペクティブを用いたのか，論文中に記載されたその根拠が書き込まれるでしょう．

■ 主要概念

　「主要概念」の欄には，現象，体験，人間存在に関する概念が含まれるでしょう．

■ 研究方法論・研究方法論に関する理論的パースペクティブ・用いた根拠

　「研究方法論」の欄には，解釈学的現象学的アプローチと書き込まれます．

　「研究方法論に関する理論的パースペクティブ」には，その研究方法論における現象への接近の仕方や現象の捉え方が書き込まれます．解釈学的現象学的アプローチの場合は，関心のある現象や体験にどう接近するかということに関する考え方が書き込まれます．

　この方法論を「用いた根拠」には，本研究において解釈学的現象学的アプローチを用いた理由に関する論述が書き込まれます．それは，解釈学的現象学的アプローチにおける現象や体験の捉え方と，その研究における現象への接近の仕方や現象の捉え方の共通点や親和性を説明する内容

になるでしょう．

■ データ収集方法・データ分析方法

「データ収集方法」には，インタビュー，参加観察，フィールド資料の収集(書き表された物，写真，ビデオ，作品など)といった多様な方法があげられます．これらの活動を通して，現象や体験の意味，構造を解釈していく基になるデータが収集されることになります．

「データ分析方法」としては解釈学的循環(テクストの部分がテクスト全体との関係で理解されるような解釈の手順)が行われているかということや，批判的な反省(個人的な先入観や明白にされていない仮説，その他の偏見の自覚)を行って研究者の立脚点を明確にする工夫が行われているかということが書き込まれることになります．

■ 結果

「結果」は，データの示す真実が概念化され，最も完全で最も豊富な複雑さを備えたまま，情報提供者の視点からその現象や体験の意味や本質を捉えたような，いわば「深い記述」が書き込まれるでしょう．

■ 考察

質的記述的研究と同様に，「目的・意義の考察」の欄には，研究目的および論文の冒頭に示されていた予想された研究の意義と，その研究の結果とのつながりについて，どのように論文中に記されているかを書き込んでいきます．

「理論的パースペクティブと結果の関連性に関する考察」の欄には，研究対象についての理論的パースペクティブ，および選択した解釈学的現象学的研究の方法論の理論的パースペクティブが，その研究の結果にどのように反映されているか，両者をどのように関連づけて考察しているかについて，論文中に記されていることを書き込んでいきます．

「研究のオリジナリティについての考察」の欄には，その研究の発見や独自性について論文中に記されている内容を書き込みます．

「研究の限界についての考察」の欄には，その研究で果たしえなかったこととその理由，今後の課題などについて考察されている部分を書き込みます．

解釈学的現象学的方法を用いた研究論文をクリティークする際には，上記のような視点で論文の重要箇所をもらさず読み，該当箇所をこのワークシートの欄内に抜き書きします．

そしてさらに，サブストラクションを作成するプロセスで引き出される「クリティークの視点」にも答えていきます．この「クリティークの視点」には，各研究方法論に特有の内容が盛り込まれています．

解釈学的現象学的方法に特有の「クリティークの視点」としては，次の視点があげられます．

まず，視点(1)-1では「研究目的」が現象や体験の意味・本質を探究するような目的になっているかどうかを問います．視点(7)の「データ分析方法」では，解釈学的循環のプロセスが行われているかということや，批判的な反省を行って研究者の立脚点を明確にする工夫を行っているかということを問います．さらに視点(8)では，理論的パースペクティブが反映された結果となっているか，結果がデータからの真実を概念化し，最も完全で最も豊富な複雑さを備えたまま，研究参加者の視点からその体験を捉えた記述となっているか，そして読者は結果で報告されていることから現象や体験の意味・本質を理解できるかという問いを立て，結果と目的，研究方法論との一貫性を検討します．

ワークシートの穴埋め作業と「クリティークの視点」に答える作業を通して，現象学的解釈学的方法を用いた研究に特有の視点を保持したまま，その論理的一貫性を評価することが可能になるように工夫されています．

2 解釈学的現象学的方法におけるサブストラクション・ワークシートの活用例

では，既存の研究論文を用いて解釈学的現象学的研究のクリティークを実際に行ってみましょう．ここであげる例は，対象者の"臨死体験"に解釈学的アプローチで迫った，Orne(1995)による「サバイバルの意味—臨死体験の初期の余波(The meaning of survival : The early aftermath of a near-death experience)」という研究です．

図7は，論文の内容を落とし込んだサブストラクション・ワークシートです．以下，クリティークの視点に沿って，論文をクリティークしていきます．

図7　質的研究論文のサブストラクション・ワークシート：解釈学的現象学的方法（事例）

研究テーマ	サバイバルの意味—臨死体験の初期の余波（The meaning of survival：The early aftermath of a near-death experience）				
研究目的	心肺停止の間に臨死体験をした患者が，このサバイバルの直後の期間をどのように理解し，経験したかを明らかにする				
研究の意義	臨死体験直後の影響を理解することは，臨死体験によりしばしば当惑し不安に陥る患者のケアにあたる看護者にとって重要である				
研究対象に関する理論的パースペクティブ	主要概念	① Near Death Experience（NDE）：臨死体験，② ealy aftermath of NDE：臨死体験直後の余波			
Greyson & Bush (1992) によって明らかにされた，苦悩としての臨死体験	研究方法論	解釈学的アプローチ	研究方法論に関する理論的パースペクティブ	ガダマーの哲学的解釈学	用いた根拠	解釈学的な探究は，意味が問題をはらんでいたり混乱していたり閉ざされていたり不明確であったりする場合にはいつでも必要である．ガダマーの名付けた"地平の融合"により，事態を熟考し，他の認識と統合させて，問題の深くより広い理解へと到達することができる
	データ収集方法	① 臨死体験者9名：心肺停止についての医学的証拠，NDES 得点7点以上を有する者 ② ①に対する2回以上の面接（初回面接：臨死体験後3日目〜21日目：平均12日目）			
	データ分析方法	ガダマーの解釈学的循環という弁証法的な観念体系と理解に導かれた ① 各テクストの通読（1回以上）→テクスト全体の把握，② テクストの部分の理解，③ テクスト全体の理解，④ テクストの部分と全体の比較・対照，⑤ 個々のテクストのコード化，⑥ 本質的なコードのカテゴリーへの収束化，⑦ 継続的な反照，修正（思考的対話）による意味の明確化，⑧ 臨死体験直後の余波を表現する本質的なパターンとテーマ，共通する意味を抽出			
	倫理的配慮	記述なし			

（つづく）

図7 つづき

用いた根拠 先行研究において，臨死体験は身体的世界を超越した深遠で平和的で痛みを解放するような肯定的な側面が強調されているが，こうした世俗的でプロトタイプの臨死体験のイメージは，実際に臨死体験を経験した人の心をかき乱し生を混乱させる葛藤を強くさせているため	**結果**	本質的パターン：意味の探求(Serch for Meaning) 意味の中心的テーマ： ① Survival：A Lived Affirmation （サバイバル：生きられた肯定）―サバイバルは典型的な喜びと楽しさの経験 ② Survival：An Apprehensive Plight （サバイバル：不安な苦境）―サバイバルは生を混乱させる経験，不安な苦境を生きながらえる経験 ③ Dying is Easy, Surviving is Hard （死ぬは易し，サバイバルは難し）―サバイバルは意味を欠いた存在，実存的空虚の経験 ①〜③の理解のありようには，対象者が仮定する世界(assumptive world)が重要な働きをもっていた(先入見が対象者のNDEに対する意味づけに影響していた)こと，臨死体験の解釈には家族と重要他者の理解とサポートが決定的な影響を及ぼしていたことが明らかになった．
	考察	**目的・意義の考察** 臨死体験を苦悩として解釈する者は少なくなかった．臨死体験をどのように解釈するかには家族と重要他者の理解とサポートが決定的な影響を及ぼす．より肯定的なサポートを受けられる人ほど臨死体験によって引き出される不安をよりよくコントロールする→看護者は心肺停止の体験者が潜在的な臨死体験者であるという理解をもち，早期から対処することが必要．共感的サポートが重要である **理論的パースペクティブと結果の関連性に関する考察** 記述なし **研究のオリジナリティについての考察** ・苦悩として解釈される臨死体験が，それまでの主張と異なり，より一般的だった ・意味の探求という本質的なパターンは，極限状態の体験から引き起こされた「意味の乾き」というFranklの主張を例証する **研究の限界についての考察** 時間に伴うサバイバルの意味とその経験の変化についてより包括的な視点から捉えるためには，臨死体験者を一定間隔で，5年間かそれ以上追跡する研究が必要である．この縦断的研究は，病院と地域の連携による看護研究チームによって実現されるかもしれない

■ クリティークの視点(pp.55-56)に沿った論文のクリティーク

(1)「研究目的」と「研究の意義」を明瞭に記述しているか.

➡ 研究目的については「心肺停止の間に臨死体験をした患者が,このサバイバルの直後の期間をどのように理解し,経験したかを明らかにする」と明瞭に記述されている.

➡ 研究の意義については,「臨死体験直後の影響を理解することは,臨死体験によりしばしば当惑し不安に陥る患者のケアにあたる看護者にとって重要である」と明瞭に記述されている.

(1)-1 現象や体験の意味・本質を探求するような目的か.

➡「臨死体験をした患者がこのサバイバルの直後の期間をどのように理解し,経験したかを明らかにすること」を目的としている.臨死体験の意味や本質を記述し明らかにするような目的であるといえる.

(1)-2 研究の意義は,現象や体験の深い理解が看護にもたらす利益に方向付けられたものか.

➡「臨死体験によりしばしば当惑し不安に陥る患者のケア」に有益であることが述べられている.

(2)「研究対象に関する理論的パースペクティブ」とそれを用いる根拠を明瞭に説明しているか.
「研究対象に関する理論的パースペクティブ」と「研究目的」の間に一貫性があるか.

➡「研究対象に関する理論的パースペクティブ」は明確に示されていないが,先行研究のレビューを読む限り,Greyson & Bush (1992)によって明らかにされた3つのタイプの苦悩としての臨死体験(① 喜ばしくない煩わしい体験, ② 空虚さや存在のなさ,無意味さによって特徴づけられる体験, ③ 地獄のイメージを含む体験)であると読み取れる.これを用いる根拠としては,多くの先行研究において臨死体験は身体的世界を超越した深遠で平和的で痛みを解放するような肯定的な側面が強調されているが,こうした世俗的でプロトタイプの臨死体験のイメージは,実際に臨死体験を経験した人の心をかき乱し,生を混乱させる葛藤を強くさせている,という記述にうかがえる.

> ➡ このような理論的パースペクティブとそれを用いる前提は，心肺停止の間に臨死体験をもった患者が，このサバイバルの直後の期間をどのように理解し，経験したかを明らかにしたいという研究目的につながっており，一貫性があると考えられる．

(3)「研究方法論」と「研究方法論に関する理論的パースペクティブ」，およびこの研究方法論を「用いた根拠」を明瞭に説明しているか．
「研究方法論」と「研究目的」の間に一貫性があるか．

➡「研究方法論」は解釈学的アプローチである．「研究方法論に関する理論的パースペクティブ」はガダマーの哲学的解釈学であり，それについての説明はなされている．これを用いた根拠としては，解釈学的な探究は，意味が問題をはらんでいたり混乱していたり閉ざされていたり不明確であったりする場合にはいつでも必要であり，ガダマーのいう"地平の融合"により，事態を熟考し，他の認識と統合させて，問題の深くより広い理解へと到達することができると考えられることが記されている．

➡ このような理論的パースペクティブとそれを用いる前提は，心肺停止の間に臨死体験をもった患者が，このサバイバルの直後の期間をどのように理解し，経験したかを明らかにしたいという研究目的につながっており，一貫性があると考えられる．

(4)「研究方法論」と「研究対象に関する理論的パースペクティブ」の間に一貫性があるか．

➡「研究方法論」はガダマーの哲学的解釈学に基づく解釈学的アプローチである．このアプローチは，"地平の融合"や現象学的循環を通して問題のより深く広い理解へと到達することを可能にすることが述べられている．一方，「研究対象に関する理論的パースペクティブ」については，先行研究における臨死体験に関するレビューを踏まえ，Greyson & Bush(1992)によって明らかにされた3つのタイプの苦悩としての臨死体験であることが表明されている．これまであまり注目されなかった臨死体験における苦悩の側面を，臨死体験を経験した人々の語りをもとにガダマーのいう"地平の融合"や現象学的循環を経て明らかにしようとしている．この意味で，研究方法論と研究対象に関する理論的パースペクティブの間に一貫性がみられる．

(5)「研究方法論」と「データ収集方法」および「データ分析方法」の間に一貫性があるか．

- ▶ 研究方法論は解釈学的アプローチであり，面接によりテクストを創造し，解釈学的循環によりテクストを解釈していくデータ収集方法・データ分析方法との一貫性が見て取れる．
- ▶ ただし，分析方法で，テクストの解釈が「ガダマーの解釈学的循環という弁証法的な観念体系と理解に導かれた」としながらも，研究者自身の先入見については明らかにされていない．解釈学的アプローチでは，解釈する者の先入見が解釈の前提となるため，できる限り研究者の先入見を自覚し，他者に理解可能な仕方で書き示す必要がある．

(6) 研究で扱う「主要概念」は何か．
「主要概念」と「データ収集方法」および「データ分析方法」はフィットしているか．

- ▶ 主要概念は，① 臨死体験，② 臨死体験直後の余波の2つである．
- ▶ 研究参加者の選定基準は，① 臨死体験については，心肺停止についての医学的根拠があり，NDES（臨死体験を評価する得点）7点以上を有する者である．② 臨死体験直後の余波については，臨死体験から最初の面接までの経過期間が3〜21日目（平均経過期間12日目）の範囲にある．9名の研究参加者に対し，1人あたり1回あたり1時間の面接が，2〜3回ずつ行われた．一般的に考えて，これは①，②に関する語りを引き出すのに十分な面接時間と考えられる．
- ▶ データ分析方法については，コード化，カテゴリー化，テーマ化の手順が示され，解釈学的循環のプロセスが丹念に行われていることが読み取れる．
- ▶ 以上のことから，①，②の主要概念にふさわしい研究参加者が選択されており，主要概念とデータ収集方法・データ分析方法はフィットしている．

(7)「データ分析方法」では，以下の点を明確に記述しているか．

(7)-1 解釈学的循環のプロセスが行われているか．

➡ 解釈学的循環の弁証法的プロセスが行われたことが「テクストの解釈」の項に明確に記述されており，そのプロセスも妥当である．

(7)-2 批判的な反省(個人的な先入観や明白にされていない仮説，その他の偏見の自覚)や研究者のバイアスを減らす工夫を行っているか．

➡ (5)に記したように，研究者自身の先入見は明らかにされておらず，批判的な反省がどのように行われたかは不明である．

(8)「結果」の内容は，次の条件を満たしているか．

(8)-1 「研究対象に関する理論的パースペクティブ」や「研究方法論に関する理論的パースペクティブ」が活かされたものか．

➡ 結果では，本質的パターンとして「意味の探求」をあげ，さらにその「意味の中心的テーマ」として①サバイバル：生きられた肯定（典型的な喜びと楽しさの経験としてサバイバルを意味づける），②サバイバル：不安な苦境（生を混乱させる経験や不安な苦境を生きながらえる経験としてサバイバルを意味づける），③死ぬは易し，サバイバルは難し（意味を欠いた存在や実存的空虚の経験としてサバイバルを意味づける）という3つのテーマを明らかにしている．また，それらの臨死体験に対する研究参加者の意味づけに，その研究参加者が仮定する世界(assumptive world)が重要な働きをもっていた．臨死体験の解釈には，家族や重要他者の理解とサポートが決定的な影響を及ぼしていたと分析している．

➡ 研究参加者が仮定する世界が，その研究参加者の臨死体験に対する意味づけに影響していたという結果には，解釈する者の先入見を重要視する，方法論に関する理論的パースペクティブが活かされている．

(8)-2 「結果」は「研究目的」に即したものか．

➡ 研究目的は「心肺停止の間に臨死体験をした患者が，このサバイバルの直後の期間をどのように理解し，経験したかを明らかに

する」ことである．結果では，研究参加者の経験や彼らがおかれた状況の意味の中心的テーマについて記述されている．よって，結果は研究目的に即したものであるといえる．

(8)-3 データからの真実を概念化し，最も完全で最も豊富な複雑さを備えたまま，研究参加者の視点からその体験を捉えた記述となっているか．

➡ 結果に示されている3つの中心的テーマそれぞれについて，なまのデータを効果的に引用しながら，研究参加者の体験をその人の視点から繊細に描写している．

(8)-4 読者は結果で報告されていることから現象や体験の意味・本質を理解できるか．

➡ 研究参加者の個別の体験から意味や本質的要素を抽出し，論理的に概念化しており，テーマとの関連性がつかみやすい．扱っている現象は単純ではないが，言語の使い方が適切で論理的に記述されているため，理解しやすい．

(9)「考察」の内容は，次の条件を満たしているか．

(9)-1 「考察」と「研究目的」および「研究の意義」の間に一貫性があるか．

➡ 考察では，臨死体験の解釈には家族と重要他者の理解とサポートが決定的な影響を及ぼしていたという結果に基づいて，「より肯定的なサポートを受けられる人ほど臨死体験によって生じる不安をよりよくコントロールすることが一般的には可能になる」ことから，臨死体験に関心をもつこと，共感的サポートが重要と考察しており，目的・意義にかなう考察がなされている．

(9)-2 「研究対象に関する理論的パースペクティブ」や「研究方法論に関する理論的パースペクティブ」が活かされたものか．

➡ 研究対象ならびに研究方法論に関する理論的パースペクティブについての考察はない．

➡ 研究参加者の「仮定する世界」のありようがその研究参加者の臨死体験の意味づけに影響していたという結果は，ガダマーの哲

学的解釈学に依拠したことでみえてきた点であると思われるが，これにはとくに言及されていない．理論的パースペクティブとの関連で考察されるとよかったと考えられる．

(9)-3 研究のオリジナリティについて考察されているか．

➡ 苦悩として解釈される臨死体験が先行研究の結果と異なりより一般的なものだった点，意味の探求という本質的なパターンは極限状態の体験から引き起こされた「意味の乾き」というFranklの主張を例証することが，本研究のオリジナリティと読み取れる．

(9)-4 論理的一貫性という視点でみたときの研究の限界について考察されているか．

➡ 時間に伴うサバイバルの意味とその経験の変化についてより包括的な視点から捉えるためには，臨死体験者を一定間隔で，5年間かそれ以上追跡する縦断的研究が必要であること，病院と地域の連携による看護研究チームによって実現されるかもしれないことが考察されている．

(10) 統合(論理的一貫性に関わる問題の整理)．

➡ 大筋で論理的一貫性が確保されているが，解釈の前提となる研究者の先入見，および研究対象と研究方法論に関する理論的パースペクティブについての考察が記述されていれば，さらに納得できるものと考えられる．

C エスノグラフィーにおける サブストラクション・ワークシートの概要と活用例

　ここでは，エスノグラフィーにおけるサブストラクション・ワークシートの概要と，このワークシートを使って実際に看護研究論文をクリティークした例を紹介します(**図8**)．

図8　質的研究論文のサブストラクション・ワークシート：エスノグラフィー（フォーマット）

研究テーマ	文化的集団の価値，信念，実践(習慣)に関するテーマ				
研究目的	文化的集団の価値，信念，実践(習慣)を明らかにすること				
研究の意義	文化や集団の理解が看護にもたらす利益				
研究対象に関する理論的パースペクティブ	主要概念	文化，集団，価値，信念，実践(習慣)に関する概念			
	研究方法論	エスノグラフィー	研究方法論に関する理論的パースペクティブ	文化にどう潜入するかの基盤になる考え方	用いた根拠
文化をどう捉えるかということに関する考え方		データ収集方法	参加観察／フィールドワーク(文化への潜入)，フォーマルインタビュー／インフォーマルインタビュー，関連書類の調査		
用いた根拠		データ分析方法	・コード化(記述ラベルを生成する) ・パターン分類(パターンを見出す) ・一般法則化(構成概念と理論を結びつけて考える)など		
		倫理的配慮			
研究対象を上記のようなものとして捉える理由	結果	研究集団の人々の理解と実践についての「濃厚な記述」			
	考察	目的・意義の考察			
		理論的パースペクティブと結果の関連性に関する考察			
		研究のオリジナリティについての考察			
		研究の限界についての考察			

図8 つづき
■クリティークの視点：エスノグラフィー■

(1)「研究目的」と「研究の意義」を明瞭に記述しているか
　(1)-1　文化的集団の価値，信念，実践(習慣)を明らかにするような目的か

　(1)-2　研究の意義は，文化や集団の理解が看護にもたらす利益に方向付けられたものか

(2)「研究対象に関する理論的パースペクティブ」とそれを用いる根拠を明瞭に説明しているか
　　「研究対象に関する理論的パースペクティブ」と「研究目的」の間に一貫性があるか

(3)「研究方法論」と「研究方法論に関する理論的パースペクティブ」，およびこの研究方法論を「用いた根拠」を明瞭に説明しているか
　　「研究方法論」と「研究目的」の間に一貫性はあるか

(4)「研究方法論」と「研究対象に関する理論的パースペクティブ」の間に一貫性があるか

(5)「研究方法論」と「データ収集方法」および「データ分析方法」の間に一貫性があるか

(6) 研究で扱う「主要概念」は何か
　　「主要概念」と「データ収集方法」および「データ分析方法」はフィットしているか

(7)「データ収集方法」では，以下の点を明確に記述しているか
　(7)-1　フィールドワーク期間(データ収集期間)は研究目的を満たすのに適切か

　(7)-2　研究にふさわしい情報を得ることができる集団が選択されているか

　(7)-3　キーインフォーマントはなぜ，どのように選択されたのか

　(7)-4　フィールドワークにおける研究者の役割はどのようなものか

(つづく)

図8 質的研究論文のサブストラクション・ワークシート：エスノグラフィー（フォーマット）(つづき)
■ クリティークの視点 ■

(8)「結果」の内容は，次の条件を満たしているか
  (8)-1 「研究対象に関する理論的パースペクティブ」や「研究方法論に関する理論的パースペクティブ」が活かされたものか

  (8)-2 「結果」は「研究目的」に即したものか

  (8)-3 読者にその文化特有の雰囲気を感じさせるような巧みな逸話的な様式で記されているか

  (8)-4 特定の文化的な諸側面がなぜそのように存在しているのかということを証明する記述（単なる報告をしのぐもの）となっているか

(9)「考察」の内容は，次の条件を満たしているか
  (9)-1 「考察」と「研究目的」および「研究の意義」の間に一貫性があるか

  (9)-2 「研究対象に関する理論的パースペクティブ」や「研究方法論に関する理論的パースペクティブ」が活かされたものか

  (9)-3 研究のオリジナリティについて考察されているか

  (9)-4 論理的一貫性という視点でみたときの研究の限界について考察されているか

(10) 統合（論理的一貫性に関わる問題の整理）

1 エスノグラフィーにおける
サブストラクション・ワークシートの概要(図8)

■ 研究テーマ・研究目的

　エスノグラフィーを用いた研究の焦点は，文化的集団の価値，信念，実践に関することが焦点となります．したがって，「研究テーマ」や「研究目的」の部分には，文化的集団の価値，信念，実践(習慣)について明らかにしたい内容が，どのように論文中に記されているかを書き込んでいきます．

■ 研究の意義

　「研究の意義」は，文化や集団の理解が看護にもたらす利益に方向づけられたものとなるでしょう．

■ 研究対象に関する理論的パースペクティブ・用いた根拠

　「研究対象に関する理論的パースペクティブ」には，研究対象に対する予備的な理論的仮定が，「用いた根拠」には，当該研究でなぜそのような理論的パースペクティブを用いたのか，論文中に記載されたその根拠が書き込まれるでしょう．

■ 主要概念

　「主要概念」には，文化，集団，価値，信念，実践(習慣)に関する概念が含まれるでしょう．

■ 研究方法論・研究方法論に関する理論的パースペクティブ・用いた根拠

　「研究方法論」の欄には，エスノグラフィーと書き込まれます．
　「研究方法論に関する理論的パースペクティブ」には，その方法論における現象への接近の仕方や現象の捉え方が書き込まれます．エスノグラフィーの場合は，文化にどう潜入するかの基盤になる考え方が書き込まれるでしょう．
　この方法論を「用いた根拠」には，本研究においてエスノグラフィーを用いた理由に関する論述が書き込まれます．それは，エスノグラフィーにおける文化の捉え方と，本研究における文化への潜入の仕方の共通点や親和性を説明する文章になるでしょう．

■ **データ収集方法・データ分析方法**

「データ収集方法」としては，参加観察／フィールドワーク，フォーマルインタビュー／インフォーマルインタビュー，関連書類の調査等，多様な方法があげられます．これらの活動を通して，文化的集団の価値，信念，実践(習慣)を解釈していく基になるデータが収集されます．

「データ分析方法」としては，記述ラベルを生成する「コード化」，立ち現れた現象になんらかのパターンを見出す「パターン分類」，構成概念と理論を結びつけて考える「一般法則化」などの手順が書き込まれることになります．

■ **結果**

「結果」の欄には，研究対象とした文化的集団の人々の理解と実践についての「濃厚な記述」が書き込まれます．

■ **考察**

これも質的記述的研究と同様で，「目的・意義の考察」の欄には，研究目的および論文の冒頭に示されていた予想された研究の意義と，本研究の結果とのつながりについて，どのように論文中に記されているかを書き込んでいきます．

「理論的パースペクティブと結果の関連性に関する考察」の欄には，研究対象についての理論的パースペクティブ，および選択したエスノグラフィーの理論的パースペクティブが，本研究の結果にどのように反映されているか，両者をどのように関連づけて考察しているかについて，論文中に記されていることを書き込んでいきます．

「研究のオリジナリティについての考察」の欄には，本研究の発見や独自性について論文中に記されている内容を書き込みます．

「研究の限界についての考察」の欄には，本研究で果たしえなかったこととその理由，今後の課題などについて考察されている部分を書き込みます．

サブストラクション・ワークシートを作成するプロセスで引き出される「クリティークの視点」にも，エスノグラフィーを用いた研究に特有の視点があげられています．

視点 (1)-1 では，文化的集団の価値，信念，実践(習慣)を探究するような目的になっているかどうかを問います．視点 (7) は，フィールドワーク期間，選択した集団，キーインフォーマントの選択基準と方法，

フィールドワークにおける研究者の役割など，研究方法論とデータ収集方法の一貫性を問う項目です．さらに視点(8)では，結果が読者にその文化を感じとらせるような巧みな逸話的様式で記されているかどうか，特定の文化的な諸側面がなぜそのように存在しているのかということを証明する記述となっているかという問いを立て，結果と目的，方法論の一貫性を検討します．

ワークシートの穴埋め作業と「クリティークの視点」に答える作業を通して，エスノグラフィーを用いた研究に特有の視点を保持したまま，その論理的一貫性を評価することが可能となるように工夫されています．

2 エスノグラフィーにおけるサブストラクション・ワークシートの活用例

ここであげる例は，エスノグラフィックなアプローチで看護集団の文化に迫った，Holland(1993)による「儀式システムの存在を確定する調査としての看護文化のエスノグラフィックな研究(An ethnographic study of nursing culture as a exploration for determining the existence of a system of ritual)」というテーマの研究論文です．

図9は，論文の内容を落とし込んだサブストラクション・ワークシートです．以下，クリティークの視点に沿って，論文をクリティークしていきます．

図9　質的研究論文のサブストラクション・ワークシート：エスノグラフィー（事例）

研究テーマ	儀式システムの存在を確定する調査としての看護文化のエスノグラフィックな研究 (An ethnographic study of nursing culture as a exploration for determining the existence of a system of ritual)				
研究目的	ある看護集団をその労働環境のなかで観察し，彼らの文化的システムの一部に儀式(ritual)が存在するかどうかを確定すること				
研究の意義	記述なし				
研究対象に関する理論的パースペクティブ	主要概念	エスノグラフィー，看護文化，儀式システム			
①Bealsら(1977)による文化システムが有する5つの主な構成要素 a.集団や社会はひとかたまりのメンバーによって構成される． b.メンバーが存在する環境は，特徴的な活動を成し遂げる． c.メンバーが利用する備品や人工物が物質的な文化を築き上げる． d.文化的伝統は，メンバーが蓄積してきた決定を，歴史的に示している． e.人間の活動とふるまいは，メンバー間の複雑な相互作用から生まれる． ②Champman(1983), Walker(1967), Wolf(1988), Menzie(1960), Fretwell(1982)などによる看護文化における儀礼システムの理解	研究方法論	エスノグラフィー	研究方法論に関する理論的パースペクティブ	Malinowski(1954), Spradley & Mann(1975)などによるエスノグラフィーの世界観	用いた根拠	儀式を確かめるためには文化全体の概観をつかむことが不可欠であり，文化の理解にはエスノグラフィーが有用である．
	データ収集方法	・参加観察(文化への潜入)：観察者(アウトサイダー)役割と参加者(インサイダー)役割の両方を担った． ・インタビュー：主要情報提供者3名．うち2名は看護学生(完全に文化化されていないがこの文化集団における儀式と社会化について重要な情報を提供した)			
	データ分析方法	・本研究者は看護師として23年の臨床経験を有し，さまざまな文化的状況で働いたことがある．儀式や儀式的行為の意味，その重要性や看護の実情についていくつかの予見的知識をもっている． ・表面分析(surface analysis)：ある特定の観察期間内に，データの提示のためのフレームワークとなる機能的な必要条件を用いて文化的場面を分析する．			
	倫理的配慮	集団成員の暗黙的採用については，UKCC(1984)の行動規範(Code of Proffessional Conduct)を遵守した．			

(つづく)

図 9　つづき

用いた根拠		
この分野の研究は非常に未成熟であるから，儀式を確かめるためには文化全体の概観をつかむことが不可欠であるため．	**結果**	① 社会構造：「1 病棟」の文化的境界線は，病院という建物それ自体にも，他病棟との間にも引かれる．患者にくだされる医学的診断や治療によって病棟が名づけられる（例：外科病棟） ② 権威：権威のシステムや権力の分配が存在している．ジェンダーや明確なヒエラルキーの存在よりも"序列"や経験に基づく労働の配分がみられる．シスター，スタッフナース，学生等，個々に名称が与えられているだけでなく，格付け制度 a grading system が存在する．それは，チームナーシングのようなケア提供システムにも反映される．患者もまた"格付け"され，各チームに割り当てられる． ③ 経済システム：「就業日」はこれを中心に回っている．Zerubavel（1979）のいう「社会的」時間と「時計的」時間によって組織される．すべての業務活動の優先順位は患者中心に決められるが，同時に日常的な仕事というものも存在する． ④ コミュニケーション：独自の言語によって作られるシステムで，これに則って日常業務が遂行されている．言語的なものと非言語的なものとがある． ⑤ 社会性：学生のような新しいメンバーの社会化のために調整が行われる．学生はチームに割り当てられ，そこに「属する」存在になれば熟練したスタッフから話しかけられることもある．
	考察	**目的・意義の考察** ・エスノグラフィーの記述は，看護集団が，日常生活にある明確なパターンと文化的システムをもち，患者との共同事業を行っていることを明らかにした． ① 病気の抑制，② ウエルビーイング，③ 報告時間，④ ユニフォームを着ること，⑤ 病院の組織，⑥ ヒエラルキー，という項目をたて，エスノグラフィー（結果）に書かれた内容を再考し，看護文化における儀礼の意味を考察している． ・本研究によって研究者は，看護文化への理解が増し，豊かなデータのある環境でエスノグラフィーを行うことの重要性を認識することができた． **理論的パースペクティブと結果の関連性に関する考察** エスノグラフィーは，ヘルスケア領域と社会全体の両方に存在する他の文化集団に関して，看護師の理解を助けるうえで重要である．（Leininger を引用して）看護師が文化の概念を知り，人間のふるまいの意味を文化的観点から理解して，そのふるまいが文化的に適切な状態になるように扱うことは非常に大切である． **研究のオリジナリティについての考察** 言及なし **研究の限界についての考察** 本研究の発見は，看護師が継承する伝統的な知識や実践が儀式や全体的な癒しのシステムとして維持されていることを示唆する．そのため，より広い社会的文脈において保持されている慣習を明らかにすることが肝要である．しかし，1 病棟中の 1 集団の結果であり，調査時間の制約や the handover report だけが調べられたという限界もあった．今後必要な研究については Futher Study の項に具体的に記述あり．

■ **クリティークの視点(pp.69-70)に沿った論文のクリティーク**

> **(1)「研究目的」と「研究の意義」を明瞭に記述しているか.**

➡ 研究目的については,「ある看護集団をその労働環境のなかで観察し,彼らの文化的システムの一部に儀式(ritual)が存在するかどうかを確定すること」との記述がある.
➡ 研究の意義については明瞭な記述がない.

> **(1)-1 文化的集団の価値,信念,実践(習慣)を明らかにするような目的か.**

➡ 看護集団における儀式の存在を探求する目的となっている.しかし,本研究における「文化的システム」や「儀式」という概念の定義が示されていないため,具体的に何を明らかにするのかが不明であり,明瞭さに欠ける.

> **(1)-2 研究の意義は,文化や集団の理解が看護にもたらす利益に方向付けられたものか.**

➡ 明瞭な記述がないため判断できない.エスノグラフィックな研究であるので,文化や集団を理解することが看護にもたらす利益についての言及がほしい.

> **(2)「研究対象に関する理論的パースペクティブ」とそれを用いる根拠を明瞭に説明しているか.**
> 「研究対象に関する理論的パースペクティブ」と「研究目的」の間に一貫性があるか.

➡ 研究対象に関する理論的パースペクティブとして,① 看護文化や文化システムの理解については Hagey(1988),Beals ら(1977)などによる先行研究の知見を,② 看護文化における儀礼システムの理解については Champman(1983),Walker(1967),Wolf(1988),Menzie(1960),Fretwell(1982)などによる看護文化や文化システム,儀礼システムに関する先行研究の知見が紹介されている.これらの知識を基盤として論理を展開していることが読み取れる.
➡ これらの知見を用いた根拠としては,「この分野の研究は非常に未成熟であるから,儀式を確かめるためには文化全体の概観を

つかむことが不可欠」と考えていることが書かれている．
➡ 複数の知見を列挙しているため，本研究ではどの理論をとくに重視するかがやや不明確である．研究対象に関する理論的パースペクティブが不明瞭であり，かつ主要概念が明確に定義されていないことが，本研究の主要概念や研究目的の不明瞭さ，結果・考察までの論理的一貫性の不十分さにつながっていると考えられる．

(3)「研究方法論」と「研究方法論に関する理論的パースペクティブ」，およびこの研究方法論を「用いた根拠」を明瞭に説明しているか．
「研究方法論」と「研究目的」の間に一貫性があるか．

➡ 研究方法論にはエスノグラフィーを用いること，本研究が依拠するエスノグラフィーとはMalinowski(1954)，Spradley & Mann(1975)などの世界観であること，および本研究にエスノグラフィーを用いた根拠として，「儀式を確かめるためには文化全体の概観をつかむことが不可欠であり，文化の理解にはエスノグラフィーが有用である」との明瞭な説明がある．
➡「儀式を確かめるため」とあるように，本研究でエスノグラフィーという研究方法論を用いることは研究目的とも一貫性がある．

(4)「研究方法論」と「研究対象に関する理論的パースペクティブ」の間に一貫性があるか．

➡ 研究方法論はエスノグラフィーであり，研究対象に関する理論的パースペクティブはBealsら(1977)による文化システムが有する5つの主な構成要素，およびChampman(1983)，Walker(1967)，Wolf(1988)，Menzie(1960)，Fretwell(1982)などによる看護文化における儀礼システムの理解である．
➡ 儀式を確かめるためには文化全体の概観をつかむことが不可欠であり，文化の理解にはエスノグラフィーが有用であることから，「研究方法論」と「研究対象に関する理論的パースペクティブ」の間に一貫性があると考えられる．

(5)「研究方法論」と「データ収集方法」および「データ分析方法」の間に一貫性があるか.

➡ 研究方法論としてエスノグラフィーを用い,データ収集方法として参加観察とインタビューを行い,データ分析には表面分析を行ったことが明記されている.

➡ データ収集方法について,フィールドワーク期間,参加観察の時間や方法,インタビューの時間や方法,一般情報提供者の有無などの具体的記述に関する説明がない.これは,エスノグラフィーに必要なデータを収集するのに然るべき方法がとられたか否かを判断するために重要な情報であることから,明瞭に記述する必要がある.

➡ データ分析にあたって表面分析を実施されたことが述べられているが,具体的な分析手順(コード化,パターン分類,一般化など)の説明はなく,妥当な解釈がなされたか否か判断がつかない.

(6) 研究で扱う「主要概念」は何か.
「主要概念」と「データ収集方法」および「データ分析方法」はフィットしているか.

➡ 主要概念は,文脈から,「エスノグラフィー」「看護文化」「儀式システム」であると読み取れる.しかし,それらの概念の本研究における定義はなく,具体的内容は不明である.

➡ 看護の文化を明らかにするために,看護学生を対象者としたことについての理由が説明されておらず,疑問が残る.

(7)「データ収集方法」では,以下の点を明確に記述しているか.

(7)-1 フィールドワーク期間(データ収集期間)は研究目的を満たすのに適切か.

➡ フィールドワーク期間に関する具体的な記述がない.フィールドワーク期間は,エスノグラフィーに必要なデータを収集するのに然るべき時間が費やされたか否か,どの時代の文化を反映した結果かを判断するために重要な情報であることから,明瞭

	に記述する必要がある.

(7) -2　研究にふさわしい情報を得ることができる集団が選択されているか.

➡ 主要情報提供者は3名で，うち2名は看護学生であることが明記されている．看護学生2名については，「看護というひとつの文化組織のすべてをすっかり学習してその構成員となっているとはいえないが(although not encultured into nursing as a whole cultural system)，この文化集団における儀式と社会化について重要な情報を提供した」との記述がある．しかし，看護文化の主要な構成員である看護師ではなくあえて看護学生を主要情報提供者とした理由については不明である．本研究の目的上重要な情報なので，詳しい説明が必要である.

➡ 一般情報提供者の有無について記述がない．エスノグラフィーでは，一般情報提供者を含めた研究参加者が，文化を構成する集団や個人であるとみなされるため，一般情報提供者とその役割を明記することが必要である.

(7) -3　キーインフォーマントはなぜ，どのように選択されたのか.

➡ 主要情報提供者の3名がなぜ，どのように選択されたかの説明がない.

(7) -4　フィールドワークにおける研究者の役割はどのようなものか.

➡ フィールドワークにおける研究者の役割に関する記述はない.

➡ データの分析では，「本研究者は看護師として23年の臨床経験を有し，さまざまな文化的状況で働いたことがある．儀式や儀式的行為の意味，その重要性や看護の実情についていくつかの予見的知識をもっている」ことが影響したことが明記されている．このように分析段階における研究者のスタンスを明確にすることは重要だが，「儀式や儀式的行為の意味，その重要性や看護の実情についていくつかの予見的知識」とは具体的にどのような内容で，それがデータ分析にどのように影響を及ぼしたのかの説明があるとなおよい.

(8)「結果」の内容は，次の条件を満たしているか．

(8)-1 「研究対象に関する理論的パースペクティブ」や「研究方法論に関する理論的パースペクティブ」が活かされたものか．

➡ 表面分析の結果として，①社会構造，②権威，③経済システム，④コミュニケーション，⑤社会性，というデータ分析のフレームワークに沿って看護文化における儀式の例が記述されている．文化に引き寄せて解釈できたのは，「研究方法論に関する理論的パースペクティブ」が活かされた結果であると考えられる．しかし，「研究対象に関する理論的パースペクティブ」とのつながりが説明されていないため，なぜこのようなフレームワークがつくられたのかが理解しにくい．

(8)-2 「結果」は「研究目的」に即したものか．

➡ 研究目的は「ある看護集団をその労働環境のなかで観察し，彼らの文化的システムの一部に儀式(ritual)が存在するかどうかを確定すること」である．結果には看護文化における儀式の例が書かれているので「儀式が存在するか」という問いには「存在する」という結果が得られたものと推測するが，研究対象に関する理論的パースペクティブが不明瞭であり，かつ主要概念が明確に定義されていないため，そこで記述されている「儀式」とはどういう範疇のことを述べているのかが理解しにくい．

(8)-3 読者にその文化を感じとらせるような巧みな逸話的な様式で記されているか．

➡ 結果の記述が非常に短く，具体的状況を例示するデータの引用も乏しいため，読者にその文化特有の雰囲気を感じさせるまでの巧みな逸話となりえていない．

(8)-4 特定の文化的な諸側面がなぜそのように存在しているのかということを証明する記述（単なる報告をしのぐもの）となっているか．

➡ 看護文化における儀式の例が記述されている．記述自体は興味深い内容だが，それらがなぜそのように存在しているかということを証明するような深い記述ではない．

(9)「考察」の内容は，次の条件を満たしているか．

(9)-1　「考察」と「研究目的」および「研究の意義」の間に一貫性があるか．

➡ 考察では，① 病気の抑制，② ウエルビーイング，③ 報告時間，④ ユニフォームを着ること，⑤ 病院の組織，⑥ ヒエラルキーという6つの柱をたてて看護文化における儀礼のかたちと意味を検討している．研究目的は「ある看護集団をその労働環境のなかで観察し，彼らの文化的システムの一部に儀式（ritual）が存在するかどうかを確定すること」であるため，看護文化における儀礼のかたちと意味を検討している「考察」との一貫性はある．が，考察の内容は，結果をもう一歩進めた内容となっており，結果に基づく記述とはなっていない．解釈学的循環のプロセスが不十分であった可能性がみてとれる．

(9)-2　「研究対象に関する理論的パースペクティブ」や「研究方法論に関する理論的パースペクティブ」が活かされたものか．

➡ 研究対象に関する理論的パースペクティブが不明瞭であるため，研究対象については理論的パースペクティブが活かされているかどうか判断できない．

➡ 「研究方法論に関する理論的パースペクティブ」については，「エスノグラフィーの記述は，看護集団が，日常生活にある明確なパターンと文化的システムをもち，患者との共同事業を行っていることを明らかにした」，「本研究によって研究者は，看護文化への理解が増し，豊かなデータのある環境でエスノグラフィーを行うことの重要性を認識することができた」と言及され，エスノグラフィーという研究方法論に関する理論的パースペクティブと考察との論理的一貫性は保つことができている．

(9)-3　研究のオリジナリティについて考察されているか．

➡ 言及されていない．

(9)-4　論理的一貫性という視点でみたときの研究の限界について考察されているか．

➡ 小集団を対象にしたことによる限界について記述され，今後必

要な研究についても Futher Study の項に具体的に記述がある．

(10) 統合（論理的一貫性に関わる問題の整理）

① 研究の意義について
・明瞭な説明がない．
② 主要概念や研究目的が不明瞭である
・研究対象に関する理論的パースペクティブが不明瞭であり，研究目的にある「文化的システム」や「儀式」という概念が定義されていないため，研究目的が不明瞭である．
③ 研究方法論の適切性が証明できない
・主要概念の具体的内容が不明であることから，何をデータとするのかが判明せず，データ収集方法やデータ分析方法が妥当であるかの判断ができない．
・データ収集方法について，フィールドワーク期間，参加観察の時間や方法，インタビューの時間や方法，一般情報提供者の有無などの具体的記述関する説明がないため，エスノグラフィーに必要なデータを収集するのにしかるべき方法か否かを判断できない．
・データの具体的な分析手順（コード化，パターン分類，一般化など）の説明がなく，妥当な解釈がなされたか否か判断がつかない．
④ 結果の論理的一貫性が不完全である．
・結果と「研究対象に関する理論的パースペクティブ」とのつながりが説明されていないため，結果に示されたフレームワークが何を根拠に引き出されたのか，そこで記述されている「儀式」とはどういう範疇のことを述べているのかが理解しにくい．
・結果の記述が短く，具体的状況を例示するデータの引用も乏しいため，読者にその文化特有の雰囲気を感じさせるような巧みな逸話や，看護文化における儀式がなぜそのように存在しているかということを証明するような深い記述となっていない．
・考察と研究目的の間に一貫性がみられない．解釈学的循環のプロセスが不十分であった可能性がみてとれる．

D グラウンデッド・セオリー法における サブストラクション・ワークシートの概要と活用例

　ここでは，グラウンデッド・セオリー法におけるサブストラクション・ワークシートの概要と，このワークシートを使って実際に看護研究論文をクリティークした例を紹介します(**図10**).

図10 質的研究のサブストラクション・ワークシート：グラウンデッド・セオリー法（フォーマット）

研究テーマ	社会的なプロセスや，時間を経た体験あるいは変化を探求するようなテーマ				
研究目的	社会的なプロセスや，時間を経た体験あるいは変化を探求すること				
研究の意義	実践的領域において現実問題の解決あるいは改善に向けて活用され得る可能性				
研究対象に関する理論的パースペクティブ	主要概念	プロセスに関わる概念：相互作用，体験，プロセスなど			
研究対象に対する予備的な理論的仮定	研究方法論	グラウンデッド・セオリー法	研究方法論に関する理論的パースペクティブ	象徴的相互作用論	用いた根拠
	データ収集方法	半構成的面接，参加観察，フィールドノートなど：理論的サンプリング			
用いた根拠	データ分析方法	理論的サンプリングによる継続的比較 分析の経緯：比較の軸			
	倫理的配慮				
研究対象を上記のようなものとして捉える理由	結果	グラウンデッド・セオリー：①コアカテゴリーの明示，②プロセスの定式化＝概念と概念間の関係性に関わる説明・図式化			
	考察	目的・意義の考察			
		理論的パースペクティブと結果の関連性に関する考察			
		研究のオリジナリティについての考察			
		研究の限界についての考察			

（つづく）

図10 つづき
■クリティークの視点：グラウンデッド・セオリー法■

(1)「研究目的」と「研究の意義」を明瞭に記述しているか
　(1)-1　プロセスや時間の経過を伴う体験あるいは変化を探求するような目的か

　(1)-2　研究の意義は，実践的領域における現実問題の解決や改善に方向付けられたものか

(2)「研究対象に関する理論的パースペクティブ」とそれを用いる根拠を明瞭に説明しているか
　　「研究対象に関する理論的パースペクティブ」と「研究目的」の間に一貫性があるか

(3)「研究方法論」と「研究方法論に関する理論的パースペクティブ」，およびこの研究方法論を「用いた根拠」
　　を明瞭に説明しているか
　　「研究方法論」と「研究目的」の間に一貫性があるか

(4)「研究方法論」と「研究対象に関する理論的パースペクティブ」の間に一貫性があるか

(5)「研究方法論」と「データ収集方法」および「データ分析方法」の間に一貫性があるか
　(5)-1　どのような比較分析とそれに基づく理論的サンプリングがなされたか

(6) 研究で扱う「主要概念」は何か
　(6)-1　プロセスに関わる主要概念が含まれているか

(7)「主要概念」と「データ収集方法」「データ分析方法」はフィットしているか

(8)「結果」の内容は，次の条件を満たしているか
　(8)-1　「研究対象に関する理論的パースペクティブ」や「研究方法論に関する理論的パースペクティブ」が
　　　　活かされたものか

　(8)-2　コアカテゴリーが示されているか
　　　　またそのカテゴリー（概念）の定義は明確か

　(8)-3　概念間（カテゴリー間）の関係性がプロセスとして示されているか

(つづく)

図 10　質的研究のサブストラクション・ワークシート：グラウンデッド・セオリー法（フォーマット）
■ クリティークの視点 ■
(つづき)

---

(8)-4　プロセスに関わる条件や戦略（strategies）が示されているか

(8)-5　カテゴリーとカテゴリー間の関係性の根拠を示す代表的なデータが示されているか

(9)「考察」の内容は，次の条件を満たしているか
　(9)-1　「考察」と「研究目的」および「研究の意義」の間に一貫性があるか

　(9)-2　「研究対象に関する理論的パースペクティブ」や「研究方法論に関する理論的パースペクティブ」が活かされたものか

　(9)-3　研究のオリジナリティについて考察されているか

　(9)-4　論理的一貫性という視点でみたときの研究の限界について考察されているか

(10) 統合（論理的一貫性に関わる問題の整理）

---

1 グラウンデッド・セオリー法における サブストラクション・ワークシートの概要（図10）

■ 研究テーマ・研究目的

　グラウンデッド・セオリー法を用いた研究では，社会的なプロセスや時間の経過を伴う体験や変化を探究するようなテーマを扱います．したがって，「研究テーマ」や「研究目的」の欄には，社会的なプロセスや時間の経過を伴う体験や変化を探究することについて論文中に記されている内容が書き込まれることになるでしょう．

■ 研究の意義

　グラウンデッド・セオリー法は，科学は具体的な問題状況の解決に向かうものであるというプラグマティズムの考え方を下敷きとしています．したがって，「研究の意義」は実践領域における問題の解決や改善に方向づけられたものがあげられるでしょう．

■ 研究対象に関する理論的パースペクティブ・用いた根拠

　「研究対象に関する理論的パースペクティブ」には，研究対象に対する予備的な理論的仮定が，「用いた根拠」には，当該研究でなぜそのような理論的パースペクティブを用いたのか，論文中に記載されたその根拠が書き込まれるでしょう．

■ 主要概念

　「主要概念」には，プロセスならびに相互作用，体験など，プロセスに関わる概念が含まれるでしょう．

■ 研究方法論・研究方法論に関する理論的パースペクティブ・用いた根拠

　「研究方法論」はグラウンデッド・セオリー法であり，「研究方法論に関する理論的パースペクティブ」には，象徴的相互作用論やプラグマティズムの考え方があげられるでしょう．根拠には，本研究でこの研究方法論を用いた説明が書き込まれます．その説明の内容は，グラウンデッド・セオリー法の理論的パースペクティブである象徴的相互作用論やプラグマティズムの現象への接近の仕方や捉え方と，研究を通じて明らかにしようとする研究対象や研究の意義との親和性に関するものとなるでしょう．

■ データ収集・データ分析

「データ収集方法」は，半構成的面接，参加観察，フィールドノートなど，データソースとしては他の質的研究と大きな違いはありません．しかし，グラウンデッド・セオリー法の場合，これらのデータを理論的サンプリングにより収集することが特徴であるため，収集方法にはその内容が含まれることになるでしょう．また，「データ分析方法」としては，概念やプロセスを明らかにしていくために理論的サンプリングによる継続的比較分析が用いられます．データ分析方法の箇所には，その継続的比較分析の経緯や，比較の軸についての記述が書き込まれます．

■ 結果

「結果」には，コアカテゴリーが何か，概念と概念の関係性に関わる説明，目的としたプロセスや体験の定式化についての説明が抜き出されます．

■ 考察

他の研究方法論の場合と同じく，「目的・意義への考察」の欄には，研究目的および論文の冒頭に示されていた予想された研究の意義と，その研究の結果とのつながりについて，どのように論文中に記されているかを書き込んでいきます．

「理論的パースペクティブと結果の関連性に関する考察」の欄には，「研究対象についての理論的パースペクティブ」，およびグラウンデッド・セオリー法における「研究方法論に関する理論的パースペクティブ」である象徴的相互作用論やプラグマティズムの考え方が，その研究の結果にどのように反映されているか，両者をどのように関連付けて考察しているかについて，論文中に記されていることを書き込んでいきます．

「研究のオリジナリティについての考察」の欄には，本研究の発見や独自性について論文中に記されている内容を書き込みます．

「研究の限界についての考察」の欄には，本研究で果たしえなかったこととその理由，今後の課題などについて考察されている部分を書き込みます．

サブストラクション・ワークシートを作成するプロセスで引き出される「クリティークの視点」にも，下記のとおり，研究論文の論理的一貫性を評価する上でグラウンデッド・セオリー法を用いた研究に特有の視点があげられています．

視点 (1) は，研究目的がプロセスや時間の経過を伴う体験や変化を探究するものになっているか，研究の意義が実践的領域における現実問題の解決や改善に方向づけられたものになっているかという，この研究方法論がもつ理論的パースペクティブと研究目的・研究の意義との一貫性を問うものです．視点(5)では，どのような比較分析とそれに基づく理論的サンプリングがなされたかという研究方法論とデータ収集方法，データ分析方法との一貫性を問います．視点 (6) では，主要概念にプロセスが含まれているかを問います．視点 (7) では，比較分析や理論的サンプリングと主要概念の一貫性を問います．さらに視点 (8) では，結果にコアカテゴリーが示されているか，明らかになった概念間(カテゴリー間)の関係性がプロセスとして示されているか，プロセスに関わる条件や戦略が示されているか，カテゴリーとカテゴリー間の関係性の根拠を示す代表的なデータが示されているか(データに根付いた理論になっているか)という問いを立て，結果と研究方法論との一貫性を検討します．

ワークシートの穴埋め作業と「クリティークの視点」に答える作業を通して，グラウンデッド・セオリー法を用いた研究に特有の視点を保持したまま，論理的一貫性を評価することが可能となるよう工夫されています．

2 グラウンデッド・セオリー法におけるサブストラクション・ワークシートの活用例

題材とするのは，北が報告した研究論文「心臓手術を体験する高齢者の発達的変化の研究」(岡崎，1999)です．

図11は，論文をサブストラクションに落とし込んだワークシートです．以下では，グラウンデッド・セオリー法のワークシートに示したサブストラクションのプロセスから引き出される「クリティークの視点」に沿って，論文をクリティークしていきます．

図11　質的研究のサブストラクション・ワークシート：グラウンデッド・セオリー法（事例）

研究テーマ	心臓手術を体験する高齢者の発達的変容の研究

研究目的	心臓手術を体験する高齢者の発達的変容を見出すこと
研究の意義	高齢者の衰退的側面に焦点をあてた捉え方，さらにそれに基づいた看護援助は，看護者側からの一方的なものとなり，当事者である高齢者にとっては押しつけ的な援助に終わってしまうことも少なくない．看護者は，生涯にわたるその時々での個人の可能性の拡大として発達を捉え，それを促すように働きかけていく必要がある．しかしながら，これまでの高齢期における発達研究は，具体的な健康問題をもつ高齢者については明らかにされていない．高齢者の発達を促すような看護実践をめざすためには，健康問題をもつ高齢者の発達について再吟味し，その健康問題が高齢者の発達にどのように影響を及ぼしているのかを明らかにしていく必要がある． 心臓手術を受ける高齢者は，術死・病院死の割合が他の年齢と比較して高い．また身体的予備機能が低いことや慢性疾患を合併していることが多いことから，術後合併症をきたして早期離床が困難な場合が多い．一方，術後の生活の質が高まるといわれており，高齢者が心臓手術を受ける数は増加している．心臓手術を受ける高齢者に対して，発達的観点を取り入れた看護実践の重要性が増大している．

研究対象に関する理論的パースペクティブ	→	主要概念	① 高齢者 ② 心臓手術 ③ 発達的変容			
マーガレット・ニューマンの理論：意識の拡張	→	研究方法論	グラウンデッド・セオリー法	研究方法論に関する理論的パースペクティブ	象徴的相互作用論	用いた根拠	① 意識は個人と環境との相互作用とその解釈プロセスをとおして捉えることが可能であると考えられる．② 特定領域の実践に応用できる具体理論を生み出すことをめざせること．
		データ収集方法	① 研究参加者は68〜83歳までの心臓手術を受ける高齢者男性8名，女性2名の合計10名． ② 5種類の心臓手術．心臓病罹患期間，術後合併症の有無もさまざま． ③ 術前から術後2か月目まで公式面接及び随時の面接，参加観察を行った．その都度研究参加者に非構成的にその時々で感じていることを語ってもらった．			
		データ分析方法	面接データおよび参加観察データを継続的に比較分析した．カテゴリーを抽出，カテゴリー間の関係性を見出し構造化．			
		倫理的配慮	研究参加者は研究の目的・内容・方法等を書面にて説明した上で，同意の得られたものとした．面接は，心臓手術前後を通して，研究参加者の身体的・精神的状態を考慮して適当と思われたとき行った．			

（つづく）

図11 つづき

用いた根拠 発達を意識の拡張という視点から捉える．意識は環境との相互作用を行っていくためのシステムの能力であり，生命過程はより高いレベルの意識への向かっている．疾患はその意識の拡張を促進するひとつの契機となりうる．心臓手術を体験する高齢者の意識に着目することにより，発達的変容を見いだすことができるのではないかと考えた．	**結果**	心臓手術を受ける高齢者の発達的変容は，《自分らしさ》を中核カテゴリーとして発展していくプロセスとして明らかにされた． 1.《自分らしさ》を発展させていくプロセスの3段階 　①＜自分らしさの滞り＞，②＜新しい自分らしさの種まき＞， 　③＜新しい自分らしさの開示＞ 2.《自分らしさ》に関連する3つのカテゴリー 　①＜身体状況の知覚＞，②＜生きる歩調の減速＞， 　③＜他者の協調的変化への気づき＞ 3. 自分らしさ発展3段階は，関連する3つのカテゴリーを軸とする3次元上に位置付けられることが明らかとなった（図式化）．また，自分らしさの発展に伴って生きる力が生み出されていた．
	考察	**目的・意義の考察** 心臓手術を受ける高齢者は，身体機能の低下やそれに伴う老いの自覚という一見否定的に思える体験を通して，《自分らしさ》を発展的に変容させ，未来に向かって生きていく力を生み出していくことが明らかとなった．心臓手術を受ける高齢者に対する看護実践では，高齢者が《自分らしさ》を発展させていくことを促していくような援助が重要であると考えられた． 明らかになった構造モデルより，①高齢者みずからが身体状況の自覚を深めていけるような情報提供と支援，②高齢者みずからが生きる歩調を減速していけるような情報提供と支援，③高齢者の周囲の他者が協調的に変化していけるような情報提供と支援，④高齢者みずからが他者の協調的変化に気づきを広げていけるような情報提供と支援をあげた． **理論的パースペクティブと結果の関連性に関する考察** 心臓手術という体験を経た高齢者の，新しい《自分らしさ》の開示の段階，すなわち「先鋭化」「掘り起こし」「心をこだまさせる」「関心の拡大」「次世代への継承」や，＜他者の協調的変化への気づき＞の深まりは，マーガレット・ニューマンのいう「意識の拡張」とそれによる環境との相互作用の質的深まりに対応するものと考えられる．心臓病と心臓手術の体験は，高齢者の可能性の拡大と安寧を促す因子となり，発達的変容を遂げていくための契機となる可能性をもつことが示唆される． **研究のオリジナリティについての考察** 加齢に伴う身体機能の低下に対し，主体的に対処方法を創造していくという高齢者の変化の原動力が，自尊感情の維持にあるとされてきた．本研究では《自分らしさ》自体が発展していくプロセスを見出した． **研究の限界についての考察** 慢性疾患をもつ高齢者や障害をもって生きる高齢者などの異なる対象者においても同様の発達的変容の構造が見出されるのかを検証していく必要がある．具体的な看護実践への示唆という点ではいまだ抽象レベルにとどまっている．

■ クリティークの視点(pp.85-86)に沿った論文のクリティーク

(1)「研究目的」と「研究の意義」を明瞭に記述しているか．

➡ 研究目的については，「心臓手術を体験する高齢者の発達的変容を見出すことを目的とした」と明瞭に記している．

➡ 研究の意義については，健康問題をもつ高齢者にどのような発達的変容がありうるのか，それ自体を明らかにしようとするものであり，それにより看護実践への一助を示そうというのが意義であると読み取れる．しかしわかりづらい記述となっているため，読み手にこの研究の意義が明確に伝わるよう，簡潔な記述が望まれる．

また，とくに「心臓手術を体験する」高齢者の発達的変容を明らかにすることについては，死亡率が高いこと，身体的予備機能が低いこと，慢性疾患を合併していること，術後合併症をきたして早期離床が困難な場合が多いこと，術後の生活の質が高まるといわれていること，高齢者が心臓手術を受ける数が増加していることを理由としてあげているが，心臓手術を体験する高齢者の発達的変容を取り上げる意義としては説得力に欠ける．

(1)-1　プロセスや時間の経過を伴う体験あるいは変化を探究するような目的か．

➡ 「心臓手術を体験する高齢者の発達的変容を見出すこと」を目的としている．「発達的変容」は，時間軸を含むプロセス的概念であり，プロセスを探究する目的となっている．

(1)-2　研究の意義は，実践的領域における現実問題の解決や改善に方向付けられたものか．

➡ 「研究の意義」では，「高齢者の衰退的側面に焦点をあてた捉え方，さらにそれに基づいた看護援助は，看護者側からの一方的なものとなり，当事者である高齢者にとっては押しつけ的な援助に終わってしまうことも少なくない」という問題点をあげ，「高齢者の発達を促すような看護実践をめざすためには，健康問題をもつ高齢者の発達について再吟味し，その健康問題が高齢者の発達にどのように影響を及ぼしているのかを明らかにしていく必要がある」としている．実践的領域における現実問題の解決に本研究の意義があるといえる．

(2)「研究対象に関する理論的パースペクティブ」とそれを用いる根拠を明瞭に説明しているか．
「研究対象に関する理論的パースペクティブ」と「研究目的」の間に一貫性があるか．

➡ 研究対象に関する理論的パースペクティブはマーガレット・ニューマンの「意識の拡張」に関する理論であることを明記している．
➡ 明らかにしようとする心臓手術を体験する高齢者の発達的変容を，マーガレット・ニューマンの「意識の拡張」から捉える根拠を記述しており，これにより心臓手術を体験する高齢者の発達的変容を見出すという目的を達成することに向けて，この理論的パースペクティブを用いる整合性（一貫性）が示されている．

(3)「研究方法論」と「研究方法論に関する理論的パースペクティブ」およびこの研究方法論を「用いた根拠」を明瞭に説明しているか．
「研究方法論」と「研究目的」の間に一貫性があるか．

➡ 研究方法論はグラウンデッド・セオリー法であることを明記している．この研究方法論を用いた根拠は説明されている．その根拠として，「意識は個人と環境との相互作用とその解釈プロセスをとおして捉えることが可能であると考えられること」と，「特定領域の実践に応用できる具体理論を生み出すことをめざせること」をあげている．「研究方法論に関する理論的パースペクティブ」は明記していないが，これら研究方法論選択の根拠は，相互作用と個人の解釈プロセスを重視するグラウンデッド・セオリー法の象徴的相互作用論のパースペクティブと，プラグマティズムのパースペクティブを前提としたものであると推察できる．
➡ 本研究でグラウンデッド・セオリー法という研究方法論を用いることは，発達的変容という心臓手術を体験する高齢者のたどるプロセスを見出そうとする研究目的とも一貫性がある．

(4)「研究方法論」と「研究対象に関する理論的パースペクティブ」の間に一貫性があるか．

➡ 「研究対象に関する理論的パースペクティブ」はマーガレット・

ニューマンの「意識の拡張」に関する理論である．この研究では，心臓手術を体験する高齢者の発達的変容を，「意識の拡張」という理論的パースペクティブをおくことにより見出そうとしており，さらにその「意識の拡張」に接近するために「個人と環境との相互作用およびその解釈プロセス」から現象に迫るという象徴的相互作用論のパースペクティブを基盤とするグラウンデッド・セオリー法を用いる，という論理立てとなっている．「研究対象に関する理論的パースペクティブ」を用いた根拠，研究方法論選択の根拠についての記述により，整合性を保とうとする努力はみられるものの，「発達的変容」「意識の拡張」「象徴的相互作用論がもつパースペクティブ」という3者間の一貫性についての明瞭な説明がない．

(5)「研究方法論」と「データ収集方法」および「データ分析方法」の間に一貫性があるか．

➡ 面接および参加観察により相互作用とそれへの意味づけを捉えようとするデータ収集方法，継続的な比較分析方法といった手続きは，グラウンデッド・セオリー法という研究方法論と，形式的には一貫性があるようにみえる．

(5)-1 どのような比較分析とそれに基づく理論的サンプリングがなされたか．

➡ 継続的な比較分析が何を軸にしてなされたのか(どのような理論的サンプリングがなされたのか)について説明がなく，研究方法論とデータ収集方法およびデータ分析方法の一貫性を判断するための記述が不足している．

(6) 研究で扱う「主要概念」は何か．

➡ 主要概念は，① 高齢者，② 心臓手術，③ 発達的変容である．

(6)-1 プロセスに関わる主要概念が含まれているか．

➡ 発達的変容というプロセスに関わる概念が含まれている．

(7)「主要概念」と「データ収集方法」「データ分析方法」はフィットしているか．

➡ 「高齢者」については，研究参加者の男女比が，男性8名に対して女性2名と女性の数が少ないことから，主要概念とデータ収集方法との適合性に疑問が残る．

➡ 「心臓手術」については，研究参加者の手術に至った経緯（罹患期間），術式，術後のトラブルの有無についての記述から，データ収集方法との適合性は認められると考えられる．

➡ 「発達的変容」を「意識の拡張」という視点から捉えるとしており，その「発達的変容を捉える」方法として，術前から術後2か月目までに公式面接と随時の面接，参加観察を行ったとしている．術後2か月目までとした根拠，また公式面接，随時の面接，参加観察の回数が記されていないため，発達的変容を捉えることにフィットしたデータ収集方法であったかどうか判断が難しい．一方，「発達的変容」はプロセス概念であり，継続的比較分析によりプロセスを明らかにしようとするグラウンデッド・セオリー法の分析方法はこの研究にフィットしているといえる．

(8)「結果」の内容は，次の条件を満たしているか．

(8)-1 「研究対象に関する理論的パースペクティブ」や「研究方法論に関する理論的パースペクティブ」が活かされたものか．

➡ 結果は，《自分らしさ》という中核（コア）カテゴリーと，それが発展していく3段階，そしてその3段階に影響を及ぼす3つの軸が示され，図式化されている．心臓手術という体験を契機として高齢者の《自分らしさ》が発展していくという結果は，疾患を契機として「意識の拡張」が生じるとする「研究対象に関する理論的パースペクティブ」をおくことによって見いだされたものといえるだろう．また，この理論的パースペクティブを越えて，この《自分らしさ》の発展が〈身体状況の知覚〉〈生きる歩調の減速〉〈他者の協調的変化への気づき〉という3つの軸（要因）に影響されながら展開していくという新しい発見もなされている．

➡ このような結果は，この研究方法論がもつ，人々の現象や対象への意味づけを重視する象徴的相互作用論の理論的パースペク

ティブに方向付けられて見出されたものであると考えられる．また，プロセスについての具体理論として提示されており，現実をダイナミックなプロセスとして捉えるプラグマティズムのパースペクティブに導かれたものであると考えられる．したがってこの結果は，「研究方法論に関する理論的パースペクティブ」が活かされたものであると考えることができる．

(8)-2 コアカテゴリーが示されているか．またそのカテゴリー(概念)の定義は明確か．

➡ 心臓手術を受ける高齢者の発達的変容は，《自分らしさ》を中核（コア）カテゴリーとしていくプロセスとして明らかにされたと明記している．ただし，その《自分らしさ》という中核カテゴリーについての明確な定義は示されていない．

(8)-3 概念間(カテゴリー間)の関係性がプロセスとして示されているか．

➡ 《自分らしさ》の発展プロセス3段階と，その発展プロセスに関連する(同時的に発展していく)3つのカテゴリー(軸)が示されている．

(8)-4 プロセスに関わる条件や戦略(strategies)が示されているか．

➡ 《自分らしさ》の発展プロセスの条件や発展のために高齢者がとる戦略は示されていない．

(8)-5 カテゴリーとカテゴリー間の関係性の根拠を示す代表的なデータが示されているか．

➡ 《自分らしさ》を発展させる3段階ごとに，代表的なデータが示されている．3つの軸として示されたカテゴリーについては，その3段階のデータに含めて示されている．

(9)「考察」の内容は，次の条件を満たしているか．

(9)-1 「考察」と「研究目的」および「研究の意義」の間に一貫性があるか．

➡ 研究目的は心臓手術を受ける高齢者の発達的変容を明らかにすることであり，その意義は高齢者の可能性に向けた看護実践への一助を示すことであった．考察では，心臓手術を体験する高齢者が，《自分らしさ》を発展させ，生きる力を生み出していくという結果を踏まえ，「心臓手術を受ける高齢者に対する看護実践では，高齢者が《自分らしさ》を発展させていくことを促していくような援助が重要」とし，さらにそのために必要な援助を4つあげている．研究の目的および意義にかなった考察がなされているといえる．

(9)-2 「研究対象に関する理論的パースペクティブ」や「研究方法論に関する理論的パースペクティブ」が活かされたものか．

➡ 著者は考察の一部でマーガレット・ニューマンの理論的パースペクティブとこの研究結果との対応関係について検討し，マーガレット・ニューマンの理論において疾患を契機とする「意識の拡張」が示されたように，「心臓病と心臓手術の体験は，高齢者の可能性の拡大と安寧を促す因子となり，発達的変容を遂げていくための契機となる可能性をもつことが示唆される」としている．考察には「研究対象に関する理論的パースペクティブ」が活かされているといえる．

➡ 「研究方法論に関する理論的パースペクティブ」についての考察はない．

(9)-3 研究のオリジナリティについて考察されているか．

➡ 既存の知見との比較で，高齢者が心臓手術という体験を通して，《自分らしさ》を発展させていくという結果に，この研究のオリジナリティがあると考察している．

(9)-4 論理的一貫性という視点でみたときの研究の限界について考察されているか．

➡ 「研究の意義」の部分で，この研究が，健康問題をもつ高齢者に

どのような発達的変容がありうるのか，それ自体を明らかにしようとするものであり，それにより看護実践への一助を示そうとするものであることが示されていた．しかし，心臓手術を体験する高齢者の発達的変容を取り上げる意義については不明確であり，研究の意義に一貫性の問題があった．研究の限界と今後の課題では，「慢性疾患をもつ高齢者や障害をもって生きる高齢者などの異なる対象においても同様の発達的変容が見出されるのかを検証していく必要がある」としており，そもそもの研究の意義に向かうための方向性が考察されている．

➡ 考察された援助が抽象的なレベルにとどまっていることを本研究の限界としてあげており，看護実践への一助を示すという意義との一貫性の問題を考察している．ただし，その限界を打開するための具体的な方向性は考察されていない．看護実践へのより具体的な示唆を得るためには，本研究では明らかにされなかったプロセス展開の条件やそれに向けての高齢者の戦略について明らかにされる必要があるだろう．

(10) 統合(論理的一貫性に関わる問題の整理)

この研究は，大筋では論理的一貫性が保たれているが，以下の点について問題が残されていると考えられる．

・研究の意義について，とくに心臓手術を体験する高齢者を対象とする意義が明確でない．
・明らかにしようとする発達的変容と，マーガレット・ニューマンの「意識の拡張」に関する理論的パースペクティブ，そしてグラウンデッド・セオリー法がもつ象徴的相互作用論のパースペクティブという3者間の一貫性についての明瞭な説明がない．
・研究方法論とデータ収集方法およびデータ分析方法の一貫性を判断するための記述として，継続的な比較分析が何を軸にしてなされたのか(どのような理論的サンプリングがなされたのか)ということに関する情報が不足している．
・「高齢者」という主要概念に対し，男性に偏ったサンプリングの適合性には疑問が残る．また高齢者の発達的変容を捉えることに適合したデータ収集であったかどうかを判断するための記述(データ収集の回数など)が不足している．
・中核カテゴリーが示されているが，それについての明確な定義が

示されていない．
・概念間の関係性はプロセスとして示されているが，そのプロセスに関わる条件や戦略が示されていない．
・論理的一貫性という視点でみたときの研究の限界については，高齢者の発達的変容を明らかにするために，とくに心臓手術を体験する高齢者を対象としたことについて，また看護実践への一助を示すという意義に照らしあわせてこの研究の結果が抽象的なレベルにとどまっていることについての2点をあげている．後者についてはその限界を打開するための具体的な方向性が考察されていない．

■コラム■ 質的研究をめぐる学問の系譜

　質的研究は，1800年代後半に米国における都市問題に関する社会調査研究や，人類学におけるフィールド・リサーチの方法として用いられていました．1960年代に社会学の領域で，Glaser & Strauss（1967）がグラウンデッド・セオリー法を開発する，Schützによる「現象学的社会学」が再評価される，Garfinkelの「エスノメソドロジー」という研究方法論が提示されるなどの動きがありました．このころは，まだ量的研究が大勢でしたが，1970年代に入ると，教育学，社会学，心理学で質的研究方法が見直され，看護学領域においても1980年代から質的研究の探求が積極的になされるようになりました．

　質的研究の研究方法論の分類は，紹介者によってさまざまですが，Streubert & Carpenter（2007）は，現象学的方法，グラウンデッド・セオリー法，エスノグラフィー，歴史的方法，アクション・リサーチといった分け方をしています．質的研究には，このようなさまざまなタイプの研究方法論が内包されていますが，それらはそれぞれに固有の理論的パースペクティブに導かれています．またさらに，同じタイプの研究方法論のなかでも，学派によるさまざまなバリエーションが展開されてきています．ここでは，本書で取り上げた現象学的方法，グラウンデッド・セオリー法，エスノグラフィーについてみてみましょう．

　現象学的方法は，日常の経験や現象の本質的な構造を理解するために，それを網羅的に記述するものであり，対象者の"lived experience"を研究する方法です．この"lived experience"は，日本語では「生きられた経験」と訳されていることが多いのですが，個々人の心の内側から，実際に世界がどう見え，何をどう体験しているのかを問題にし，そのことを強調するものです．現象学的方法の理論的パースペクティブは現象学ですが，この現象学にはさまざまな提唱者とそれに基づく学派があります．例えば，Husserlは体験に関する前もっての仮定を一旦停止することによってその本質を取り出すこと（現象学的還元），どの主観にも共通する本質を取り出して記述すること（本質直感）を強調しており，Heideggerは，人間存在とは何かを深く掘り下げ，世界内存在としての人間，人間にとっての死の分析，人間にとっての時間性を分析しています．また，Merleau-Pontyは，心と身体のからまりあいの構造について分析し，身体とは人間が世界と関わる仕方を根底で支えている条件であり，体験される現象の総体であるという立場をとるものです．研究方法論としての現象学的方法も，現象学における人間や世界の見方，理論的パースペクティブを共有するものとなります．

グラウンデッド・セオリー法は象徴的相互作用論とプラグマティズムの考え方を理論的パースペクティブとしています．ある現象に関して，データに根ざして帰納的に引き出された理論を構築するための，体系化した一連の手順を用いる質的研究の一方法(Strauss&Cobin, 1990／1999)です．特定領域に密着した「具体理論」を産出することにより，その特定領域における現象の全体像をプロセスとして定式化し，実践場面における応用者の現象理解を助けることをめざします(木下，1993)．データに根ざした理論構築であること，その理論は特定領域に密着した理論であること，その理論はプロセスを定式化するものであること，そして，その手順が体系化されたものであることがこの研究方法論の特徴といえるでしょう．このグラウンデッド・セオリー法も，開発者であるStraussとGlaserがそれぞれに提唱する，Strauss版，Glaser版という大きくは2つの学派に別れて展開されています．Glaser版とStrauss版の大きな違いは，Strauss版と比較して，もともとが量的研究者であったGlaserのほうは，データは対象者や分析者から離れたところにあるという，より客観主義的な立場をとるということです(Charmaz, 2006／2008)．こういった両者の違いは，具体的な分析方法の違いとしても表れています．

　エスノグラフィーは，文化を記述する研究です．エスノグラフィーの理論的パースペクティブは文化人類学にあり，研究者は，その文化に所属する人たちの視点を学ばなければならないし，人々からさまざまなことを学ぶという立場をとります(Spradley, 1980)．グループに所属することによって結びついた人々の生活様式や，何かしら共通のものをもつ人間集団に焦点をあてます．このエスノグラフィーにもさまざまな学派がありますが，Streubert & Carpenter(2007)は，古典的エスノグラフィー，系統的エスノグラフィー，解釈学的エスノグラフィー，批判的エスノグラフィー，エスノナーシングをあげています．古典的エスノグラフィーは，行動とその行動がなぜどのような場合にとられるのか，文化全体の記述を強調する立場を，系統的(systematic)エスノグラフィーは文化の構造に焦点をあてる立場を，解釈学的エスノグラフィーは目に見える社会的相互作用の意味を発見することに焦点をあてる立場をとります．また，批判的エスノグラフィーは，批判理論(critical theory)を基盤とし，知られるべき文化がそこにあるのではなく，研究者と文化に所属するメンバーがともに文化的スキーマを構築していくという立場をとります．エスノナーシングは，民族看護学とも訳され，Leiningerにより提唱されたもので，看護ケア行為やプロセスについての，人々のその文化に特有の視点，信念，実践(習慣)を調査し明らかにすることを強調します．また，これらのほかに，文化を捉える範囲の大きさにより，小規

模集団の文化に焦点をあてるマイクロ・エスノグラフィーと，規模の大きい文化を対象とするマクロ・エスノグラフィーという分類もありますが，看護の研究にはマイクロ・エスノグラフィーが多くみられます．

　以上，現象学的方法，グラウンデッド・セオリー法，エスノグラフィーについて，それぞれの研究方法論の基本的立場と，研究方法論内で展開されているバリエーションについて概説しました．私たち研究者は，単に現象学的方法，グラウンデッド・セオリー法，エスノグラフィーなどの研究方法論を選ぶだけでなく，そのなかで展開されているどの立場をとるのか，自分の立ち位置をよく吟味することが必要なのだと思います．　　　　〔北　素子〕

■ 文献

- Beals, R.L., Hoijer, H. & Beals, A.R.(1997). *An Introduction to Anthropology*. New York, NY : Macmillan.
- Blumer, H.G.(1969)／後藤将之訳(1991)．シンボリック相互作用論―パースペクティヴと方法．勁草書房．
- Champman, G.E.(1983). Ritual and rational action in hospitals. *Journal of Advanced Nursing*. 8, 13-18.
- Charmaz, K.(2006)／抱井尚子・末田清子訳(2008)．グラウンデッド・セオリーの構築―社会構成主義からの挑戦．ナカニシヤ出版．
- Fretwell, J.E.(1982). *Ward Teaching and Learning*. London : Royal College of Nursing.
- Glaser, B.G. & Straus, A.L.(1967)／後藤隆・大出春江・水野節夫訳(1996)．データ対話型理論の発見．新曜社．
- Greyson & Bush(1992). Distressing near-death experience. *Phychiatry*, 55, 95-110.
- Hagey, R.(1988). Retrospectives on the culture concept. In Morse J.(ed.), *Issues in Cross-cultural Nursing, Recent Advances in Nursing*, 20, pp.1-10. Edinburgh : Churchill Livingstone.
- Holland, C.K.(1993). An ethnographic study of nursing culture as an exploration for determining the existence of a system of ritual. *Journal of Advanced Nursing*, 18, 1461-1470.
- 加藤一己(2003)．プラグマティスト・ミードとシカゴ学派．（中野正大・宝月誠編），シカゴ学派の社会学，世界思想社．p.62-67.
- 木下康仁(1993)．老人ケアの人間学．医学書院．
- Malinowski, B.(1954／Originally published in 1922). *Argonauts of the Western Pacific*. London : Routledge & Kegan Paul.
- Menzies, I.(1960). A case study in the functioning of social systems as a defense against anxiety. *Human Relations*, 13, 95-121.
- 岡崎素子(1999)．心臓手術を体験する高齢者の発達的変化の研究．日本看護科学学会誌．19(2), 68-77.
- Orne, R.M.(1995). The meaning of survival : The early aftermath of a near-death experience. *Research in Nursing & Health*, 18(3), 239-247.
- Spradley, J.P. & Mann, B.(1975). *The Cocktail Waitress : Woman's Work in a Man's World*. New York, NY : Wiley.
- Spradley, J.P.(1980). *Participant Observation*. Orlando : Harcourt Brace Jovanovich College Publishers.
- Srauss, A. & Corbin, J.(1990)／南裕子監訳(1999)．質的研究の基礎―グラウンデッド・セオリー開発の技法と手順,．医学書院．

- Streubert, H.J.S. & Carpenter, D.R.(1999). *Qualitative Research in Nursing : Advancing the Humanistic Imperative*(4th edition). Philadelphia, PA : Lippincott Williams & Wilkins.
- UKCC(1984), *Code of Professional Conduct for the Nurse, Midwife and Health Visitor*. London : United Kingdom Central Council for Nursing, Midwifery and Health Visiting.
- Walker, V.H.(1967). *Nursing and Ritualistic Practice*. New York, NY : Macmillan.
- Wolf, Z.R.(1988). *Nurse's Work : The Sacred and The Profane*. Philadelphia : University of Pennsylvania Press.

6 研究計画・論文作成のためのサブストラクション

A 研究計画のために

　これまでの章では，質的研究論文の論理的一貫性をクリティークするためのひとつのツールとしてサブストラクション・ワークシートを提案し，その活用例を示しました．しかし，このサブストラクション・ワークシートは，質的研究論文をクリティークするツールとしてだけではなく，質的研究を計画する際，ひいては論文執筆する際のガイドラインとしても，有効に活用できると考えられます．それというのも，研究を計画し，計画書という形にしていく上で，論理的一貫性が重要なポイントとなるからです．

1 研究計画書作成における論理的一貫性

　最初に，研究計画書の定義を少し丁寧に拾いあげてみましょう．
　広辞苑(第6版)で「計画」とは，「物事を行うにあたって，方法・手順などを考え企てること」とされています．「企てる」というのは思い描くことをいい，計画するということは，ある目的を達成するために，そこに至るための方法や手順を前もって思い描くことであると言い換えられるでしょう．したがって，研究計画書(research proposal)とは，文字どおり，その目的が研究であり，行おうとする研究を実施し，その成果を出すために前もってその成果に至る方法や手順を考え，その考えを書面に記述したもの，ということになります．Burns & Grove(2005／2007)は，「研究計画書は，研究する問題点，目的，枠組み，方法の概要，ならびに研究を実施する手順などの研究の主要な要素を明らかにした計画書である」(p.718)と述べています．
　ところで，いったい研究計画書を書く(研究の方法や手順を思い描き，

それを書面に落とし込む)ということにはどのような意義があるのでしょうか.

　Holloway & Wheeler(2002／2006)は,「計画書とは,研究者がその計画の実施にあたってぬかりはないということを,読み手に納得させるための詳細な活動計画である」(p.31)と定義しています.この定義には,計画書が読み手を想定したものであり,その読み手に対して研究がいかに有意義であり実施可能であるのかを説得する手段であることが示されています.つまり,研究計画書には読み手を想定した意義というものがあることがわかるでしょう.

　読み手とはいったい誰でしょう.それは研究実施の承認を得る必要のある,研究指導者や,研究フィールドを提供してくれる施設の長,倫理審査会の審査員があげられるでしょう.また,研究助成金を得る場合には,その審査員なども読み手となります.このように,研究計画書は自分の行おうとする研究の重要性や正当性を読み手に伝え,実施の承認や資金を得たりするための手段としての意義があることがわかります.

　一方,研究計画書にはもうひとつ,研究実施者自身にとっての意義というものもあります.研究を実施し,その成果を出すために前もってその成果に至る方法や手順を考え,その考えを書面に記述した計画書は,研究の設計図,あるいは研究者を研究成果という目的地へと案内してくれる地図にたとえることができるでしょう.地図をもたず行き当たりばったりでは目的地には無事に到着できなかったり,思いつきでは堅牢な建物が建てられなかったりするのと同様に,明らかにしたいことを探求してより厳密な成果を出すには,その研究成果へと導いてくれる地図,あるいは設計図としての,よく練られた研究計画書が必要不可欠です.

　研究計画書は通常,**表5**に示すように,① 研究テーマ,② 研究目的,③ 研究の動機と背景,④ 研究の意義,⑤ 研究方法,⑥ 研究実施のタイムテーブルという要素で構成されます.このような研究計画書を書くためには,その前段階で,各要素について十分吟味がなされ,練られていなくてはなりません.まず,臨床での実践や体験を掘り起こしたり,文献検討を通して研究疑問を明確化し,テーマを絞り込んでいくという作業を行います.これは,その研究の価値を決定する重要な作業です.また,この作業によって,研究者はこれから先の研究プロセスに打ち込んでいくことへと動機付けられていきます.研究を行う人が看護実践などのなかから疑問を拾いあげ,それらの疑問が研究的探究に値するものであるかを確かめ,研究テーマ,研究目的を絞り込んでいくわけで

表 5　研究計画書の要素と作成プロセス

〈要素〉	〈作成プロセス〉
① 研究テーマ ② 研究目的 ③ 研究の動機と背景 ④ 研究の意義	■研究疑問の明確化と研究テーマの絞り込み（臨床での実践や体験の振り返り，文献検討）
⑤ 研究方法： 　データ収集方法 　データ分析方法 　倫理的配慮	■研究方法論の選択 ■データ収集とデータ分析方法の決定 ■倫理的課題とそれへの対処方法の明確化
⑥ 研究実施のタイムテーブル	■研究実施のタイムマネジメント

すが，この過程で，研究計画書の研究動機の背景，意義の部分も明らかになり，下書きもできあがっていきます．

　このように，研究者は研究テーマ，その研究の動機と背景，意義を明らかにしながら，同時にその研究テーマを探求するための方法も模索していくことになります．最終的にどのような研究方法を選択するかは，研究テーマや目的に方向付けられます．量的研究手法を用いて明らかにするのか，あるいは質的研究でなければ明らかにできないことなのか，質的研究を選んだとしても，解釈学的現象学的方法，エスノグラフィー，グラウンデッド・セオリー法などさまざまな質的研究方法論のなかからどの方法論で明らかにしていくのか，また，具体的にデータ収集方法をどのようにデザインしていくか，分析はどのように行っていくのか．研究テーマや目的を明らかにするために，一貫した具体的で実施可能な方法をシミュレーションしていくことになります．さらに，こうして選択した研究方法によって，研究する際に生じる倫理的課題も異なるため，その方法に応じた倫理的配慮も明確化されていくし，また実際にそれらの方法や倫理的配慮をしながら研究を行っていくためのタイムテーブルも描きます．

　以上のように，研究計画書は研究テーマや目的からひとつの流れに沿って一貫した形で考えられていくのです．すなわち，研究計画書全体は，研究テーマや研究目的に方向付けられた一貫性のあるものであることが必要であり，研究計画書作成上の重要なポイントのひとつは，研究テーマや研究目的に合わせて，研究計画書のさまざまな構成要素を，全体としての「論理的一貫性」に貫かれたものにしていくことであるといえるでしょう．研究についての考えを他者に説得力をもって伝え，また，研究者自身が脇道にそれずに目的を達成していくためには，論理的一貫性を備えた研究計画書を作成することは非常に重要と考えられます．

2 サブストラクションの研究計画への適用

研究計画におけるサブストラクションの活用について，仮説検証型のサブストラクションを紹介したDulock & Holzmer(1991／1993)は，「サブストラクションは理論的，操作的システムのつながりを確証するために，研究論文あるいは研究計画を検討するのに用いられる」と述べています．また，質的研究に活用できる独自のサブストラクションを大学院生の研究計画書作成指導の際のツールとして提案したWolf & Heinzer(1999)は，サブストラクションの研究計画への活用について，「研究の初学者が，研究の基本的要素を描写する思考プロセスを助ける．サブストラクションを行うことは，研究の概念と操作的構成要素間の理論的，経験的，あるいは記述的なつながりについて理解することを助ける．その結果，研究者は研究の基本パターンを修得する」としています．

論文クリティークにおけるサブストラクションとは，研究における一貫性をアセスメントすることを目的として，論文中に示された研究の枠組みを，いったん解体して組み立て直すことでした．研究計画に適応する場合には，研究計画に盛り込む各要素を，研究テーマや研究目的にあわせて，論理的一貫性が確保されるように組み立てていく道しるべとして，活用できるでしょう．また，さらにいったんできあがった研究計画書を，このサブストラクションの「クリティークの視点」に従ってアセスメントすることにより，研究のテーマや目的，理論的パースペクティブと研究方法，結果までのつながり，すなわち論理的一貫性を振り返ってチェックすることができます．

先に研究計画書作成のポイントが論理的一貫性にあること，とくに質的研究では，結果の「現実性」を支える上で研究論文の論理的一貫性を確保することの重要性について確認しました．私たちが提案した質的研究論文サブストラクション・ワークシートも，論理的一貫性を備えた，質的研究計画書作成のガイドラインとしても有効に活用できるでしょう．

では，実際にそれらのワークシートを活用した研究計画のシミュレーションを紹介します．

3 サブストラクションの研究計画への適用シミュレーション

同じ研究領域を対象とする場合にも，選択した研究テーマや目的，研究方法論によって，研究計画は異なってくると考えられます．その違いをわかりやすく示すために，要介護高齢者の家族介護(在宅介護)に関する研究テーマで，研究方法論ごとにワークシートを用いて研究計画書を

作成しました．

　クリティークに活用する際には，研究テーマから考察までをボックスに抜き書きしましたが，研究計画に活用する場合には，研究方法までを中心として，ある程度結果の様式までを予測的に記入するとよいと考えます．また，これまで示してきたサブストラクションのプロセスから引き出される「クリティークの視点」のうち，研究方法に関する1〜7の視点と，サブストラクションの論理的一貫性に関わる問題の整理を行う視点10を活用します．以下では，図12〜14の計画事例のそれぞれを，「クリティークの視点」から検討した結果をご紹介しましょう．

4 解釈学的現象学的方法における研究計画例

　まずはじめに，解釈学的現象学的方法における研究計画例を示します．

　図12は解釈学的現象学的方法の研究計画例です．この研究では，「要介護高齢者の在宅介護をする家族の体験」という研究テーマで要介護高齢者の家族が在宅介護することの意味を明らかにすることを目的として計画をしました．

図 12　質的研究論文のサブストラクション・ワークシート：解釈学的現象学的方法（研究計画例）

研究テーマ	要介護高齢者の在宅介護をする家族の体験

研究目的	要介護高齢者の家族が在宅介護することの意味を明らかにすること
研究の意義	在宅で要介護高齢者を介護する家族の体験について深い理解が得られ，要介護高齢者家族への支援のあり方を考える手だてとなるため．
研究対象に関する理論的パースペクティブ　ハイデガーの存在論	→ 主要概念：要介護高齢者，家族，在宅介護体験

	研究方法論	解釈学的現象学的アプローチ	研究方法論に関する理論的パースペクティブ	ハイデガーの存在論	用いた根拠	現象学の方法を継承したハイデガーの存在論を理論的パースペクティブにして本研究の課題を探求するためには，意識に立ち戻って存在の意味を探る現象学的アプローチが最も適しているため．
	データ収集方法	・研究参加者は，在宅で要介護高齢者を介護する10の家族成員．1家族につきキーパーソン1名とし，合計10名を対象とする． ・インタビューガイドを用いた半構成的面接(in-depth intervew：深い会話のやりとり)を，1名につき約1時間，3回程度実施する．				
	データ分析方法	＊Crotty(1996)の提唱するハイデガーの現象学の研究手法に基づいて行う． データの記述・解釈にあたっては以下の点に留意する． ・現象学的還元(カッコ入れ)のプロセスを実行する． ・「自分自身の体験をもとに記述していないか，その他の情報（過去の見聞，読書など）をもとに記述していないか」といった点に注意しながら，記述内容を吟味する．他の情報源に由来すると考えられる場合は，すべて捨て去る必要がある． ・体験の本質を突き止め，本質の要素を批判的に確認していく．体験の本質に即して，できるかぎり忠実に記述する． ＊解釈のプロセスでは，解釈学的循環(テクストの部分がテクスト全体との関係で理解されるような解釈の手順)を踏むように，部分と全体を行き来させながら進める．				

（つづく）

図 12 つづき

用いた根拠			
ハイデガーの存在論に依拠し，要介護高齢者の家族にみられる〈気遣い〉の態度に着目することにより，家族がどのような〈時間性〉の規定を受け，介護するという体験をどのように意味付けているかが明らかになると考えたため．	倫理的配慮	一般的な配慮に準ずるが，本研究では特に介護中の家族を対象とするため，研究参加者の精神的・身体的な負担に十分配慮する必要がある．インタビューの時間や場所は研究参加者の希望を最優先し，プライバシーが確保される場所で実施する．インタビューの前・最中・後に何らかの形で心身の負担を表出していると思われた場合には，インタビューの中止や延期の配慮をする．	
	結果	データの示す真実を概念化し，最も完全で最も豊富な複雑さを備えたまま，情報提供者の視点からその現象や体験の意味・本質を捉えた「深い記述」	
	考察	目的・意義の考察	
		理論的パースペクティブと結果の関連性に関する考察	
		研究のオリジナリティについての考察	
		研究の限界についての考察	

■ クリティークの視点（pp.55-56）に沿った研究計画書のクリティーク …

> **（1）「研究目的」と「研究の意義」を明瞭に記述しているか．**
> ----
> ➡ 研究目的は「要介護高齢者の家族が在宅介護することの意味を明らかにすること」と明瞭に記述されている．
> ➡ 研究の意義は「在宅で要介護高齢者を介護する家族の体験について深い理解が得られ，要介護高齢者家族への支援のあり方を考える手だてとなるため」と明記されている．
>
> **（1）-1　現象や体験の意味や本質を探求するような目的か．**
> ----
> ➡ 家族の体験の意味を探究しようとする目的となっている．
>
> **（1）-2　研究の意義は，現象や体験の深い理解が看護にもたらす利益に方向付けられたものか．**
> ----
> ➡ 家族の体験を深く理解することが，家族への支援のあり方を考える手だてとなるとされ，看護にもたらす利益に方向付けられている．

> **（2）「研究対象に関する理論的パースペクティブ」とそれを用いる根拠を明瞭に説明しているか．**
> **「研究対象に関する理論的パースペクティブ」と「研究目的」の間に一貫性があるか．**
> ----
> ➡ 「研究対象に関する理論的パースペクティブ」として，ハイデガーの存在論を用いることを明記している．
> ➡ この理論的パースペクティブを用いる根拠として，ハイデガーの存在論における〈気遣い〉の態度に着目することにより，要介護高齢者の家族がどのような〈時間性〉の規定を受け，在宅介護するという体験をどのように意味付けているかということへの理解につながることが明瞭に述べられている．
> ➡ ハイデガーの存在論における〈気遣い〉や〈時間性〉の概念に着目することは，要介護高齢者の在宅介護をする家族の体験をより深く理解することにつながるため，「研究対象に関する理論的パースペクティブ」と「研究目的」には一貫性があると考えられる．

(3)「研究方法論」と「研究方法論に関する理論的パースペクティブ」，およびこの研究方法論を「用いた根拠」を明瞭に説明しているか．
「研究方法論」と「研究目的」の間に一貫性があるか．

➡ 「研究方法論」は解釈学的現象学的アプローチであり，この「方法論に関する理論的パースペクティブ」はハイデガーの存在論であると明記されている．また，この研究方法論を用いる根拠として「現象学の方法を継承したハイデガーの存在論を理論的パースペクティブにして本研究の課題を追究するためには，意識に立ち戻って存在の意味を探る現象学的アプローチが最も適している」と説明している．要介護高齢者家族が在宅介護することの意味を明らかにするという研究目的と研究方法論の選択には一貫性があるといえる．

(4)「研究方法論」と「研究対象に関する理論的パースペクティブ」の間に一貫性があるか．

➡ 「研究方法論」は解釈学的現象学的アプローチ，「研究対象に関する理論的パースペクティブ」はハイデガーの存在論であり，双方は論理的に一貫しているといえる．

(5)「研究方法論」と「データ収集方法」および「データ分析方法」の間に一貫性があるか．

➡ データ収集では，高齢者の介護家族10名を対象に半構成的面接によるin-depth interviewを行うことが示されている．データ分析では，Crotty(1996)の提唱する研究手法に基づき，in-depth interviewで得られる内容を記述・解釈する際に留意すべき点が明記されている．

➡ データ収集，分析ともに解釈学的現象学的アプローチに適した方法を採用していることから研究方法論とデータ収集・分析方法との間に一貫性があるといえる．とくにCrottyの分析方法については，現象を日常生活活動の文脈内で捉えようとするハイデガーの見方を探求するものであり，ハイデガーの存在論を理論的パースペクティブとする本研究に適合するといえる．

(6) 研究で扱う「主要概念」は何か．
「主要概念」と「データ収集方法」および「データ分析方法」はフィットしているか．

➡ 主要概念は「要介護高齢者」「家族」「在宅介護体験」であることが明記されている．

➡ これらの概念の定義は示されておらず，何をもって要介護高齢者，家族，在宅介護の体験とするかがわかりにくい．とくに「体験」の定義は，体験の意味や本質を探る現象学的アプローチにとって結果の解釈の妥当性にかかわる部分であるため，丁寧に検討し記述する必要がある．

➡ 1家族につきキーパーソン1名にインタビューを実施するとなっているが，キーパーソンは誰がどのような基準で選定するのかが明確に示されていない．キーパーソンと要介護高齢者の関係によって，データの質は大きく左右されるだろう．

➡ データ収集方法は「要介護高齢者」の「家族」に対して「在宅介護体験」に関するin-depth interviewを行い，データ分析方法ではそれらのインタビューから得られた対話内容を記述・解釈することになっており，主要概念とデータ収集・分析の方法は適合していると考えられる．

(7) 「データ分析方法」では，以下の点を明確に記述しているか．

(7)-1　解釈学的循環のプロセスが行われているか．

➡ 解釈のプロセスでは，解釈学的循環（テクストの部分がテクスト全体との関係で理解されるような解釈の手順）を踏むように，部分と全体を行き来させながら進めることが明記されている．

(7)-2　批判的な反省（個人的な先入観や明白にされていない仮説，その他の偏見の自覚）を行い，研究者のバイアスを減らす工夫を行っているか．

➡ データの記述や解釈にあたっては，現象学的還元（カッコ入れ）のプロセスを実行すること，「自分自身の体験やその他をもとに記述していないか」といった点に注意しながら記述内容を吟味すること，他の情報源に由来すると考えられる場合はすべて捨て

去る必要があること，本質の要素を批判的に確認し，体験の本質に即してできるかぎり忠実に記述することなど，批判的な反省を行うための注意点が明記されており，現象学的還元(カッコ入れ)を行う研究者の立脚点を明確にするための工夫がみられる．

(10) 統合(論理的一貫性に関わる問題の整理)

→ 以下の点を残して，研究目的，研究の意義，研究対象に関する理論的パースペクティブとその根拠，主要概念，研究方法論と「研究方法論に関する理論的パースペクティブ」とその根拠，データ収集方法，データ分析方法の大筋で，論理的一貫性のある研究計画書となっている．

→ 主要概念の定義は示されておらず，何をもって要介護高齢者，家族，在宅介護の体験とするかがわかりにくい．とくに「体験」の定義は，体験の意味や本質を探る解釈学的現象学的アプローチにとって結果の解釈の妥当性に関わる部分であるため，丁寧に検討し記述する必要がある．

→ キーパーソンの選定基準(キーパーソンと要介護高齢者の関係性など)について明確にする必要がある．

5 エスノグラフィーにおける研究計画例

次に，エスノグラフィーにおける研究計画例を示します．

図13は，エスノグラフィーの研究計画例です．「要介護高齢者家族の在宅介護に関するエスノグラフィー」という研究テーマで，高齢者を在宅で介護する家族が日常的に行っている実践(習慣)における，高齢者を介護することに対する家族の価値観を明らかにすることを目的として計画しました．

図 13　質的研究論文のサブストラクション・ワークシート：エスノグラフィー（研究計画例）

研究テーマ	要介護高齢者家族の在宅介護に関するエスノグラフィー				
研究目的	高齢者を在宅で介護する家族が日常的に行っている実践（習慣）における，高齢者を介護することに対する家族の価値観を明らかにすること．				
研究の意義	高齢者を在宅で介護する家族の実践（習慣）や価値観について理解が得られ，要介護高齢者家族への支援のあり方を考える手立てとなるため．				
研究対象に関する理論的パースペクティブ	→	主要概念	要介護高齢者家族，在宅介護，習慣的実践		
Spradley(1980)の「文化の有する知」	→	研究方法論	エスノグラフィー	研究方法論に関する理論的パースペクティブ	Spradley(1980)の「文化の有する知」	用いた根拠	エスノグラフィーは，在宅介護という研究者にとって未知の生活世界をそこに生きる人の視点から理解する上で有効であるため．
		データ収集方法	・「自分たちとは異なるやり方で見，聞き，話し，考え，行動する人たちにとって"世界"はどのようなものであるかを明らかにする」方法(Spradley, 1980, p.3)として，3か月間フィールドワークを行う． ・キーインフォーマントは在宅介護を実践する家族成員．1家族につきキーパーソン1名とし，合計10名を対象とする．その他のインフォーマントは，要介護高齢者，介護ヘルパー，ケアマネジャー，高齢者が通所する施設の関係者などを含む． ・在宅介護の実践を明らかにするため，参加観察を行う．また，彼らの認識を明らかにするためフォーマルインタビューとインフォーマルインタビューを行う．インフォーマントの在宅介護に関連するあらゆる書類を収集する．			
		データ分析方法	＊コード化を行い記述ラベルを生成したのち，パターンとテーマを見出し概念と概念のつながりを見出すことによって抽象化をはかる． ＊本研究では，家族の実践のありようを記述することのみではなく，そこから要介護高齢者家族の介護に対する価値付けを見出すことをも目的としているため，Spradley(1980)が提唱する6段階の抽象レベルのレベル1（研究対象の文化と読者の文化を関連付ける，より一般的な記述）からレベル3（場所や全般的状況を具体的に説明して読者を研究対象の文化へと導き入れるような記述）に到達することをめざす．			

(つづく)

図 13 つづき

用いた根拠		
Spradleyは，あらゆる文化が有する知はそれぞれ価値あるものだという前提に立ち，人間の文化についての体系的な理解を，それらの文化を学んだ者の視点から構築することを目指す．本研究では，介護が展開される在宅という場をひとつの文化として捉え，高齢者家族の介護に対する価値観は，日常的実践に反映されるものと考える．	倫理的配慮	一般的な配慮に準ずるが，本研究ではとくに介護中の家族を対象とし，在宅で参加観察やインタビューを行うことが多いため，研究参加者の精神的・身体的な負担に十分配慮する必要がある．インタビューの時間や場所は研究参加者の希望を最優先し，プライバシーが確保される場所で実施する．インタビューの前・最中・後になんらかの形で心身の負担を表出していると思われた場合には，インタビューの中止や延期の配慮をする．
	結果	研究集団の人々の理解と実践についての「濃厚な記述」
	考察	目的・意義の考察
		理論的パースペクティブと結果の関連性に関する考察
		研究のオリジナリティについての考察
		研究の限界についての考察

A 研究計画のために

■ クリティークの視点(pp.69-70)に沿った研究計画書のクリティーク

(1)「研究目的」と「研究の意義」を明瞭に記述しているか.

➡ 記述している.

(1)-1 文化的集団の価値,信念,実践(習慣)を明らかにするような目的か.

➡ 研究目的は「高齢者を在宅で介護する家族が日常的に行っている実践(習慣)を通して,高齢者を介護することに対する家族の価値観を明らかにすること」であり,家族集団の有する価値観や実践(習慣)を探究しようとするものとなっている.

(1)-2 研究の意義は,文化や集団の理解が看護にもたらす利益に方向付けられたものか.

➡ 家族集団の有する価値観や実践(習慣)についての理解が,家族への支援のあり方を考える手だてとなることが明記されており,看護にもたらす利益に方向付けられている.

(2)「研究対象に関する理論的パースペクティブ」とそれを用いる根拠を明瞭に説明しているか.
「研究対象に関する理論的パースペクティブ」と「研究目的」の間に一貫性があるか.

➡ 「研究対象に関する理論的パースペクティブ」として,Spradley(1980)の「文化の有する知」を用いることを明記している.

➡ この理論的パースペクティブを用いる根拠として,本研究の前提,すなわち介護が行われる在宅という場をひとつの文化として捉え,高齢者家族の介護に対する価値観が日常的実践に反映されるものとする考え方が,Spradleyによる「文化の有する知」という考え方にフィットすることが述べられている.

➡ 「文化の有する知」に立脚することは,要介護高齢者の在宅介護をする家族の有する価値観や実践(習慣)をより深く理解することにつながるため,「研究対象に関する理論的パースペクティブ」と「研究目的」には一貫性があると考えられる.

(3)「研究方法論」と「研究方法論に関する理論的パースペクティブ」，およびこの研究方法論を「用いた根拠」を明瞭に説明しているか．
「研究方法論」と「研究目的」の間に一貫性があるか．

➡「研究方法論」についてはエスノグラフィーと明記しており，「研究方法論に関する理論的パースペクティブ」にはSpradley（1980）の「文化の有する知」を用いることを明記している．それを用いる根拠として「エスノグラフィーは，在宅介護という研究者にとって未知の生活世界をそこに生きる人の視点から理解する上で有効である」と説明している．

➡家族集団が日常的に行っている実践（習慣）を通して，高齢者を介護することに対する家族の価値観を明らかにするには，在宅という場に生きる人の視点から現象を理解することが不可欠であるため．「研究目的」と「研究方法論」の選択には一貫性があるといえる．

(4)「研究方法論」と「研究対象に関する理論的パースペクティブ」の間に一貫性があるか．

➡「研究方法論」は「文化の有する知」（Spradley）を理論的パースペクティブとするエスノグラフィーであり，「研究対象に関する理論的パースペクティブ」もSpradleyの「文化の有する知」である．介護が展開される在宅という場をひとつの文化として捉え，高齢者家族の介護に対する価値観は日常的実践に反映されるものとする考え方と，イーミック（内部者的）な見方を重視するエスノグラフィーという研究方法論との間には一貫性があるといえる．

(5)「研究方法論」と「データ収集方法」および「データ分析方法」の間に一貫性があるか．

➡データ収集では，在宅での高齢者介護の実践と介護することに対する家族の価値観を明らかにするため，キーインフォーマント（在宅介護を実践する10の家族成員）およびその他のインフォーマント（要介護高齢者，介護ヘルパー，ケアマネー

ジャー，高齢者が通所する施設の関係者など)に参加観察とインタビュー(フォーマル／インフォーマル)を行うこと，インフォーマントの在宅介護に関連するあらゆる書類を収集することが示されている．

➡ データ分析では，コード化，パターン化，テーマ化による抽象化をはかること，Spradley(1980)が提唱する6段階の抽象レベルのレベル1(研究対象の文化と読者の文化を関連付ける，より一般的な記述)からレベル3(場所や全般的状況を具体的に説明して読者を研究対象の文化へと導き入れるような記述)をめざすことが明記されている．

➡ 「自分たちとは異なるやり方で見，聞き，話し，考え，行動する人たちにとって"世界"はどのようなものであるかを明らかにする」方法(Spradley, 1980)としてフィールドワークを行い，データ収集，データ分析ともにエスノグラフィーに適した方法を採用していることから，研究方法論とデータ収集・分析方法との間に一貫性があるといえる．

(6) 研究で扱う「主要概念」は何か．
「主要概念」と「データ収集方法」および「データ分析方法」はフィットしているか．

➡ 主要概念は「要介護高齢者家族」「在宅介護」「習慣的実践」であることが明記されている．

➡ これらの概念の定義は示されておらず，何をもって要介護高齢者家族，在宅介護，習慣的実践とするかがわかりにくい．とくに「習慣的実践」の定義は，文化的集団の価値や信念，実践(習慣)を明らかにするエスノグラフィーにとって結果の解釈の妥当性に関わる部分であるため，丁寧に検討し記述する必要がある．

➡ キーインフォーマントは在宅介護を実践する10名の家族成員(1家族につきキーパーソン1名)となっているが，キーパーソンは誰がどのような基準で選定するのかが明確に示されていない．
また，キーパーソンと要介護高齢者の関係によって，データの質が大きく左右される．研究参加者を計10名としたのは転移可能性を高める工夫の1つと考えられるが，データの飽和化をめざすのであれば，はじめから10名と区切ることに疑問が残る．

➡ データ収集方法は，「要介護高齢者家族」による「在宅介護」の「習

慣的実践」を明らかにするために参加観察とインタビュー（フォーマル／インフォーマル）および在宅介護の関連書類の収集を行い，データ分析方法ではそれらのデータから得られた内容について解釈・記述することになっており，主要概念とデータ収集・分析の方法は適合していると考えられる．

(7)「データ収集方法」では，以下の点を明確に記述しているか．

(7)-1 フィールドワーク期間（データ収集期間）は研究目的を満たすのに適切か．

➡ フィールドワークは3か月間となっている．本研究においては，要介護高齢者家族の生活世界をその人々の視点から理解することが重要であり，そのためには研究参加者との間に信頼関係を築きながら綿密な参加観察とインタビュー（フォーマル／インフォーマル）を行う必要がある．3か月間というフィールドワーク期間は，10名ものキーインフォーマントに密着したデータを収集するには現実的でなく，データが飽和化しないうちにフィールドワークが終了する可能性が高い．フィールドワーク期間を延長する，あるいはキーインフォーマントの人数を減らして研究目的をより焦点化されたものに修正するなどの工夫が必要である．

(7)-2 研究にふさわしい情報を得ることができる集団が選択されているか．

(7)-3 キーインフォーマントはなぜ，どのように選択されたか．

➡ 視点(6)に示したとおり，キーインフォーマントは在宅介護を実践する10名の家族成員（1家族につきキーパーソン1名）となっているが，キーパーソンは誰がどのような基準で選定するのかが明確に示されていない．また，キーパーソンと要介護高齢者の関係によって，データの質が大きく左右される．研究参加者を計10名としたのは転移可能性を高める工夫の1つと考えられるが，データの飽和化をめざすのであれば，はじめから10名と区切るのは賢明ではない．

(7)-4 フィールドワークにおける研究者の役割はどのようなものか．

➡ フィールドワークにおける研究者の役割は一切示されていない．

(10) 統合（論理的一貫性に関わる問題の整理）

➡ 以下の点を残して，研究目的，研究の意義，研究対象に関する理論的パースペクティブとその根拠，主要概念，研究方法論と研究方法論に関する理論的パースペクティブ，およびその根拠，データ収集方法，データ分析方法の大筋で，論理的一貫性のある計画書となっている．

➡ 主要概念の定義は示されておらず，何をもって要介護高齢者家族，在宅介護，習慣的実践とするかがわかりにくい．とくに「習慣的実践」の定義は，文化的集団の価値や信念，実践（習慣）を明らかにするエスノグラフィーにとって結果の解釈の妥当性に関わる部分であるため，丁寧に検討し記述する必要がある．

➡ キーインフォーマントは在宅介護を実践する10名の家族成員（1家族につきキーパーソン1名）となっているが，キーパーソンは誰がどのような基準で選定するのかが明確に示されていない．また，キーパーソンと要介護高齢者の関係によって，データの質が大きく左右される．研究参加者を計10名としたのは転移可能性を高める工夫の1つと考えられるが，データの飽和化をめざすのであれば，はじめから10名と区切るのは賢明ではない．

➡ 3か月間というフィールドワーク期間は，10名ものキーインフォーマントに密着したデータを収集するには現実的でなく，データが飽和化しないうちにフィールドワークが終了する可能性が高い．フィールドワーク期間を延長する，あるいはキーインフォーマントの人数を減らして研究目的をより焦点化されたものに修正するなどの工夫が必要である．

➡ フィールドワークにおける研究者の役割について明記する必要がある．

6 グラウンデッド・セオリー法における研究計画例

続いて,グラウンデッド・セオリー法における研究計画例を示します.

図 14 は,グラウンデッド・セオリー法の研究計画例です.これは実際に北が行った研究(2008)に基づいています.「要介護高齢者の家族の在宅介護プロセス」という研究テーマで,要介護高齢者を介護する家族システムの在宅介護プロセスを明らかにすることを目的として計画しました.

図14　質的研究のサブストラクション・ワークシート：グラウンデッド・セオリー法（研究計画例）

研究テーマ	要介護高齢者の家族の在宅介護プロセス

研究目的	要介護高齢者を介護する家族システムの在宅介護プロセスを明らかにすること
研究の意義	グラウンデッド・セオリー法を用いて，要介護高齢者家族の在宅介護プロセスに関する具体理論を明らかにすることで，援助専門職が，家族システムの在宅介護プロセスを意識しながら援助を行っていく際の手立てとなるため．

研究対象に関する理論的パースペクティブ		主要概念	① 要介護高齢者 ② 家族 ③ 在宅介護プロセス			
散逸構造システム論		研究方法論	グラウンデッド・セオリー法	研究方法論に関する理論的パースペクティブ	象徴的相互作用論とプラグマティズム	用いた根拠	象徴的相互作用論を理論的パースペクティブとするGT法に依ることで，家族の介護状況への意味付けや相互作用から在宅介護プロセスを明らかにできると考えるため．現象をプロセスとして明らかにでき，実践者が援助の方向性を見出すための具体理論を導き出すことに秀でた方法であるため．
	データ収集方法	本研究では家族を「家族システム」として捉える．研究参加家族は，在宅で要介護高齢者を介護する家族とする．家族成員は，要介護高齢者が家族とみなしており，在宅介護機能遂行に関わっている者とし，そのなかから家族全体の状況をより明確に見渡せている人物1名を研究参加者とする．対象は，まず3家族程度選択する．その後，グラウンデッド・セオリー法の継続的比較分析方法に基づいて，データ収集と分析を並行して行い，抽出されるカテゴリーが理論的飽和に至るまで，理論的サンプリングを行う．おおよそ15家族を予定する．対象家族は神経内科病棟を有する病院より紹介を得る．地域特性を比較して分析できるように，都心部および郊外に在住する家族から選択する．在宅介護プロセスを捉えるため，在宅介護開始後まもない家族，長期的に在宅介護を継続している家族を選択し，比較分析の対象とする．また，各家族に一定期間継続的に関わり，定期的に複数回の公式な半構成的面接および参加観察を行う．その他，訪問介護，訪問看護など，対象の利用する在宅サービス提供者への非公式な面接および関わりの参加観察も行いデータとする．				

（つづく）

図14 つづき

用いた根拠		
散逸構造システム論：家族が在宅介護により混乱状態に陥っても，それを克服しうまく困難に対処していけるよう変化していく可能性に着目していくため．	データ分析方法	グラウンデッド・セオリー法の継続的比較分析法に基づいて，分析はデータ収集とともに進行する．得られたデータを比較し，データの意味を確認しながら以下の手順で分析を進める(Strauss & Corbin, 1990)． オープンコーディング，アクシアルコーディング，選択的コーディングを経て，中核カテゴリーを見出し，要介護高齢者家族の在宅介護プロセスに関する具体理論を構築する．
	倫理的配慮	① 病棟責任者と相談し，研究の対象候補を選ぶ． ② その後，高齢者の担当医師に研究目的，内容を説明して許可を得る． ③ 担当医師および病棟責任者から簡単に本研究の目的と内容を説明してもらう．その際，拒否しても診療や療養生活に不利益の生じないことを伝えてもらう． ④ その上で，研究者から書面を用いて研究の対象者には，研究の目的，内容を説明し，同意を得られた高齢者とその家族を対象とする．同意が得られた場合，同意書への署名を得る．「研究参加へのお願い」文と署名の入った「同意書」の写しを対象者に渡す． ⑤ 話したくないことは話さなくてもよいこと，途中で取りやめることができることを説明する． ⑥ 研究参加者のプライバシーは厳守されるよう，得られた情報は本研究にのみ使用し，対象者の名前はすべて匿名とすること，希望があれば得られた情報は削除することができることも説明する． ⑦ 以上の内容はすべて書面に明記する． ⑧ 自宅への家庭訪問を行うことから，入院中から高齢者およびその家族との信頼関係を形成し，対象に不安感を与えることのないようにする
	結果	グラウンデッド・セオリー法：① コアカテゴリーの明示，② プロセスの定式化＝概念と概念間の関係性に関わる説明…図式化
	考察	目的・意義の考察 理論的パースペクティブと結果の関連性に関する考察 研究のオリジナリティについての考察 研究の限界についての考察

■ クリティークの視点（pp.85-86）に沿った研究計画書のクリティーク

(1)「研究目的」と「研究の意義」を明瞭に記述しているか.
➡ 記述している.
(1)-1　プロセスや時間の経過を伴う体験あるいは変化を探求するような目的か.
テーマは「要介護高齢者家族の在宅介護プロセス」であり，家族の変化（プロセス）を探究しようとするものとなっている.
(1)-2　研究の意義は，実践的領域における現実問題の解決や改善に方向付けられたものか.
➡ 研究の意義は，「グラウンデッド・セオリー法を用いて，要介護高齢者家族の在宅介護プロセスに関する具体理論を明らかにすることで，援助専門職が，家族システムの在宅介護プロセスを意識しながら援助を行っていく際の手立てとなるため」としており，実践的領域における問題状況の解決あるいは改善に方向付けられたものになっているといえる.

(2)「研究対象に関する理論的パースペクティブ」とそれを用いる根拠を明瞭に説明しているか. 　　「研究対象に関する理論的パースペクティブ」と「研究目的」の間に一貫性があるか.
➡「研究対象に関する理論的パースペクティブ」として，散逸構造システム論を用いることを明記している. ➡ 家族が在宅介護により混乱状態に陥っても，それを克服しうまく困難に対処していけるよう変化していく可能性に着目していくために散逸構造システム論を用いると，根拠を説明している. ➡ 介護家族全体の変化を捉えようとする研究目的を探求するために，散逸構造システム論という，システムのダイナミクスを説明するこの「研究対象に関する理論的パースペクティブ」を暫定的な先行理解としておくことには一貫性があるといえる.

(3)「研究方法論」と「研究方法論に関する理論的パースペクティブ」，およびこの研究方法論を「用いた根拠」を明瞭に説明しているか．
「研究方法論」と「研究目的」の間に一貫性があるか．

➡ 「研究方法論」についてグラウンデッド・セオリー法と明記しており，それを用いる根拠として「現象をプロセスとして明らかにでき，実践者が援助の方向性を見出すための具体理論を導き出すことに秀でた方法であるため」としている．またこの「研究方法論に関する理論的パースペクティブ」のひとつである「象徴的相互作用論」によることで，家族の介護状況への意味付けや相互作用から在宅介護プロセスを明らかにすることを，この研究方法論を用いる根拠としてあげている．これらの記述から，グラウンデッド・セオリー法とこの研究方法論がもつ理論的パースペクティブが，要介護高齢者家族の在宅介護プロセスを明らかにしようとする本研究の目的と親和性の高いものであることがわかる．

(4)「研究方法論」と「研究対象に関する理論的パースペクティブ」の間に一貫性があるか．

➡ この研究では，「研究対象に関する理論的パースペクティブ」を散逸構造システム論におき，混乱状態にある家族がそれに対処していけるように変化する可能性も含めて捉えようとしている．そのような家族システムの変化を，象徴的相互作用論を理論的パースペクティブとするグラウンデッド・セオリー法を用いることにより，家族の介護状況への意味づけや相互作用から明らかにすることができると説明している．これらの説明から，「研究方法論」と「研究対象に関する理論的パースペクティブ」には，一貫性があると判断できる．

(5)「研究方法論」と「データ収集方法」および「データ分析方法」の間に一貫性があるか．

➡ データ収集とデータ分析はグラウンデッド・セオリー法の継続的比較分析に基づくことが明記されており，研究方法論から導

き出されたデータ収集方法と分析方法を採用していることから一貫性があるといえる．

(5)-1　どのような比較分析とそれに基づく理論的サンプリングがなされたか．

➡ 家族の地域特性による比較分析，在宅介護期間による比較分析を計画している．

(6) 研究で扱う「主要概念」は何か．

➡ 主要概念は「要介護高齢者」「家族」「在宅介護プロセス」である．

(6)-1　プロセスに関わる主要概念が含まれているか．

➡ 上記のうち，プロセスに関わる概念として「在宅介護プロセス」が含まれている．

(7)「主要概念」と「データ収集方法」「データ分析方法」はフィットしているか．

➡ 要介護高齢者：定義がなくデータ収集方法とフィットしているかについての判断ができないため，明確な定義が必要である．

➡ 家族：家族については「システム」とすること，また「在宅で要介護高齢者家族を介護する家族」とし，その範囲を「要介護高齢者が家族とみなしており，在宅介護機能に関わる者」を家族成員とすることと明記されている．データ収集は家族全体を捉えるためにその状況をより明確に見渡すことができている人物1名から行うとしている．家族成員1名から収集したデータより家族全体の状況を捉えることには一定の限界がある．この点については，他のデータ源として在宅サービス提供者への非公式な面接等をあげて工夫を行っているが，研究の限界となるだろう．

➡ 在宅介護プロセス：対象家族に一定期間継続的に関わりながら定期的に複数回の公式な半構成的面接と参加観察を行うこと，また理論的サンプリングにより異なる在宅介護期間をもつ家族を対象として比較分析することで，在宅介護のプロセスを捉えようとしており，データ収集方法，データ分析方法はこの主要概念にフィットしているといえるだろう．

> **(10) 統合(論理的一貫性に関わる問題の整理)**
>
> ➡ 以下の点を残して,研究目的,研究の意義,研究対象に関する理論的パースペクティブとその根拠,主要概念,研究方法論と研究方法論に関する理論的パースペクティブおよびその根拠,データ収集方法,データ分析方法の大筋で,論理的一貫性のある計画書となっている.
> ➡ 主要概念である「要介護高齢者」の明確な定義がなく,データ収集の際の研究対象選択との一貫性を評価することが困難である.より詳細な定義が必要である.
> ➡ 家族をシステムとして捉えるとしているが,データ収集の際の主要な情報提供者を家族成員1名としていることに限界がある.

B 論文執筆のために

　質的研究論文のサブストラクション・ワークシートは,研究方法論に一貫した研究計画書の作成をサポートするツールとしても有効に活用することができると考えられますが,論理的一貫性を備えた研究計画書を作成することにより,優れた質的研究論文の作成へとつなげることもできます.

　研究計画では,方法までを中心として,ある程度結果の記述の様式までを予測的に記入することを提案しました.研究計画書がしっかりしたものであれば,論文執筆の段階では,それを下敷きとして,結果および考察を論じていくこととなります.第3章で述べたように,量的研究では,研究疑問とそこから引き出される概念枠組みを作り,研究デザインに応じたデータの収集・分析モデルを設定すれば,あとは想定される結果が導き出されるのに対し,質的研究ではあらかじめ想定される結果というものがありません.結果の様式を想定することは可能ですが,内容は帰納的に導かれるため,研究者が研究計画の段階で設定した理論的パースペクティブに常に振り返って意識していないと,理論的パースペクティブと結果・考察との間の一貫性が失われる恐れが生じます.今回提案したサブストラクション・ワークシートを研究計画から引き続いて研究中,そして論文執筆の際にも活用することにより,その恐れを回避することに活用できるでしょう.

　具体的な活用方法としては,本格的な論文執筆作業に入る前に,結果

と考察の骨子をサブストラクション・ワークシートに書き入れてみるとよいでしょう．計画書の段階では，想定される結果の様式までが書き込まれている「結果」のボックスに，その当初の予定を念頭におきながら，導き出された結果の要旨を抽出します．さらに「考察」のボックスには，研究目的・意義の考察，理論的パースペクティブと結果の関連性に関する考察，研究のオリジナリティについての考察，研究の限界についての考察という項目の各ボックスに考察の骨子を書きあげます．そして，結果の内容と理論的パースペクティブの論理的一貫性を問うクリティークの視点(8)〔質的記述的研究用ワークシートでは視点(7)〕と，考察内容を問う視点(9)〔質的記述的研究用ワークシートでは視点(8)〕を中心に，結果と考察の論理立てをチェックします．

こうしてサブストラクション・ワークシートを用いて論文の骨組みを明らかにしてから，執筆に向かうことで，論理的一貫性に貫かれた論文作成をめざすことができます．さらに，執筆後には，クリティークの視点に沿って自分の論文を再チェックするとともに，研究指導者などから他者評価してもらうことにより，論文の完成度はさらに確かなものとなるでしょう．

以上，この章では，質的研究論文サブストラクション・ワークシートの研究計画と論文執筆への適用について論じました．このワークシートはもともと論文クリティーク用に考案されたものであるため，研究計画や論文執筆の際の支援ツールとしての活用については，活用事例を蓄積し，さらに検討していく必要があると考えています．読者の方々からも活用報告をお聞かせいただければ幸いです．

■文献

- Burns, N. & Grove, S.K.(2005)／黒田裕子・中木高夫・逸見功監訳(2007)．看護研究入門—実施・評価・活用．エルゼビア・ジャパン．
- Dulock, M.L. & Holzemer, W.L.(1991)／操華子・近藤潤子訳(1993)．サブストラクション—理論から方法をよりよく導くために．看護研究, 26(5), 455-461.
- Holloway, I. & Wheeler, S.(2002)／野口美和子監訳(2006)．ナースのための質的研究入門—研究方法から論文作成まで，第2版．医学書院．
- 北素子(2008)．要介護高齢者家族の在宅介護プロセス．風間書房．
- 新村出記念財団(2008)．広辞苑，第6版，DVD-ROM版．岩波書店．
- Patton, M.Q.(1990). *Qualitative Evaluation and Research Methods* (2nd ed.). Newbury Park, CA : SAGE Publications.
- Spradley, J.P.(1980). Participant observation. New York : Holt, Rinehart and Winston.
- Wolf, Z.R. & Heinzer, M.M.(1999). Substruction : Illustrating the connections from research question to analysis. *Journal of Professional Nursing*, 15(1), 33-37.
- Strauss, A. & Corbin, J.(1990)／南裕子監訳(1999)．質的研究の基礎—グラウンデッド・セオリー開発の技法と手順．医学書院．

索引

欧文索引

Bailey, D.M.　38
Begriff　4
Blumer, H.G.　15
Burns, N. & Grove, S.K.　9, 11, 28, 105
Charmaz, K.　101
concept　4
construct　5
critique　12
descriptive validity　30
Dulock, M.L. & Holzemer, W.L.　1, 3, 22, 108
Fawcett, J.　1
Flick, U.　14
Garfinkel, H.　100
Gibbs, J.　1
Glaser, B.G.　101
Glaser, B.G. & Strauss, A.　100
Guba, E.G. & Lincoln, Y.S.　8
Heidegger, M.　100
Hinshaw, A.S.　1, 9
Holland, C.K.　73
Holloway, I. & Wheeler, S.　7, 106
Husserl, E.　100
interpretive validity　30
Leininger, M.　8, 101
lived experience　54, 100
Merleau-Ponty, M.　100
method　24
methodology　24
Miles, M.B. & Hurberman, A.M.　38
naturalistic inquiry　31
Orne, R.M.　59

Parse, R.R.　28
Patton, M.Q.　17, 38
perspective　14
Pope, N. & Mays, C.　7, 107
Richards, L. & Morse, J.M.　14
Sandelowski, M.　28, 29, 30, 31, 37
Schütz, A.　100
Spradley, J.P.　101
Strauss, A.　101
Strauss, A. & Cobin, J.　14, 101
Streubert, H.J.S. & Carpenter, D.R.
　　　　　　　　　　　　31, 100, 101
surface analysis　74
Wolf, Z.R. & Heinzer, M.M.　18, 19

和文索引

■あ
アイテム・クリティーク　7, 10
アウトカム・クリティーク　7, 10
アウトサイダー　74
アクション・リサーチ　100

■い
生きられた経験（lived experience）　100
インサイダー　74
インフォーマルインタビュー　68

■え
エスノグラフィー　101
　──に特有のクリティークの視点　72
　──のクリティークの視点　69
　──の研究計画例　115

エスノグラフィー
　──のサブストラクション・ワークシート　68
　──のサブストラクション・ワークシートの活用例　73
　──の理論的パースペクティブ　52
　──を用いた研究の焦点　52
エスノナーシング　101

■か
解釈　13, 29, 30
解釈学的エスノグラフィー　101
解釈学的現象学的方法
　──に特有のクリティークの視点　59
　──のクリティークの視点　55
　──の研究計画例　109
　──のサブストラクション・ワークシート　54
　──のサブストラクション・ワークシートの活用例　59
　──の理論的パースペクティブ　51
　──を用いた研究の焦点　52
解釈学的循環　54, 58
解釈的妥当性　30
概念　2
　──と構成概念の関係　5
　──とは　4
仮説　2
仮説検証型研究　2
カテゴリー　38
カテゴリー化　39
加藤一己　52

■き
キーインフォーマント　69
記述　28, 29
記述・推計統計　2
記述的妥当性　30
記述的（descriptive）とは　28
記述の鮮明さ　9
帰納的分析　38
木下康仁　101
共通理解　30

■く
具体理論　101
グラウンデッド・セオリー法　101
　──に特有のクリティークの視点　88
　──のクリティークの視点　85
　──の研究計画例　123
　──のサブストラクション・ワークシート　84
　──のサブストラクション・ワークシートの活用例　89
　──の理論的パースペクティブ　52
　──を用いた研究の焦点　52
クリティーク　7
　──，アイテム　7
　──，アウトカム　7
　──，プロセス　8
　──とサブストラクションの関係　9
　──とは　12
クリティークの視点　22
　──，エスノグラフィーに特有の　72
　──，エスノグラフィーの　69
　──，解釈学的現象学的方法に特有の　59

──，解釈学的現象学的方法の　55
　　──，グラウンデッド・セオリー法特有の　88
　　──，グラウンデッド・セオリー法の　85
　　──，質的記述的方法の　35
　　──，質的研究論文の　7
　　──に沿ったクリティーク，質的記述的方法の　43

■け

経験的指標　2
系統的エスノグラフィー　101
結果
　　──，エスノグラフィーの　72
　　──，解釈学的現象学的方法の　58
　　──，グラウンデッド・セオリー法の　88
　　──，質的記述的研究の　39
　　──の解釈　11
結論を引き出すこと・検証　39
研究計画書　105
研究計画書のクリティーク
　　──，エスノグラフィーの　118
　　──，解釈学的現象学的方法の　112
　　──，グラウンデッド・セオリー法の　126
　　──の要素　107
　　──の読み手　106
　　──の論理的一貫性　107
研究計画例，エスノグラフィーの　115
　　──，解釈学的現象学的方法の　109
　　──，グラウンデッド・セオリー法の　123
研究結果の信頼性・妥当性　7
研究参加者の見方　31
研究実施のタイムテーブル　106

研究者
　　──の参加　32
　　──の主観　32
研究助成金　106
研究対象に関する理論的パースペクティブ　14
　　──，エスノグラフィーの　71
　　──，解釈学的現象学的方法の　57
　　──，グラウンデッド・セオリー法の　87
　　──，質的記述的研究の　36
研究テーマ
　　──，エスノグラフィーの　71
　　──，解釈学的現象学的方法の　57
　　──，グラウンデッド・セオリー法の　87
　　──，質的記述的研究の　36
研究デザイン　1, 3, 31, 32
研究の意義
　　──，エスノグラフィーの　71
　　──，解釈学的現象学的方法の　57
　　──，グラウンデッド・セオリー法の　87
　　──，質的記述的研究の　36
研究のオリジナリティ　40
　　──，エスノグラフィーの　72
　　──，解釈学的現象学的方法の　58
　　──，グラウンデッド・セオリー法の　88
研究の限界　40
　　──，エスノグラフィーの　72
　　──，解釈学的現象学的方法の　58
　　──，グラウンデッド・セオリー法の　88
研究の焦点　51
　　──，エスノグラフィーを用いた　52
　　──，解釈学的現象学的方法を用いた　52
　　──，グラウンデッド・セオリー法を用いた　52

研究方法論
　——，エスノグラフィーの　71
　——，解釈学的現象学的方法の　57
　——，グラウンデッド・セオリー法の　87
　——，質的記述的研究の　37
研究方法論に関する理論的パースペクティブ
　　　　　　　　　　　　　　　　15
　——，エスノグラフィーの　71
　——，解釈学的現象学的方法の　57
　——，グラウンデッド・セオリー法の　87
　——，質的記述的研究の　37
研究目的
　——，エスノグラフィーの　71
　——，グラウンデッド・セオリー法の　87
　——，質的記述的研究の　36
現実　31
現実性　10
現象　31, 32
　——を率直に記述する　29
現象学的方法　100
現象や体験
　——の意味　52
　——の本質　52

■こ
考察
　——，エスノグラフィーの　72
　——，解釈学的現象学的方法の　58
　——，グラウンデッド・セオリー法の　88
　——，質的記述的研究の　39
公準　2
構成概念　2, 5
公理　2

コード化（コーディング）　38
古典的エスノグラフィー　101
コミットメント　31
コンストラクティング　1
コンテクストにおける意味　8

■さ
サブカテゴリー　38
サブストラクション
　——，Wolf & Heinzer による質的研究の　18
　——，仮説検証型研究における　2
　——，クリティークとの関係　9
　——の研究計画への適用　108
　——の研究計画への適用シミュレーション
　　　　　　　　　　　　　　　　108
　——の定義　1
　——のプロセスから引き出された質問と問題　2
　——の目的　3
　——の歴史的経緯　1
　——の論文執筆の活用　129
サブストラクション・ワークシート
　——，エスノグラフィーの　68
　——，解釈学的現象学的方法の　54
　——，グラウンデッド・セオリー法の　84
　——，質的記述的研究論文の　34
　——を完成させるには　22
サブストラクション・ワークシートの活用例
　——，エスノグラフィーの　73
　——，解釈学的現象学的方法の　59
　——，グラウンデッド・セオリー法の　89
　——，質的記述的方法の　40

■ し・す
自然主義的探求　31
自然な文脈　31
質的記述的研究
　——とは　29
　——の特徴　27
　——の理論的パースペクティブ　31
質的記述的研究デザイン　27
質的記述的研究方法のサブストラクション・ワークシート　34
質的記述的方法のサブストラクション・ワークシートの活用例　40
質的研究サブストラクション，Wolf & Heinzer による　19
質的研究
　——と量的研究の違い　17
　——の研究方法論の分類　100
　——をめぐる学問の系譜　100
質的研究論文
　——のクリティークの視点　7
　——のサブストラクション　18
　——のサブストラクション・ワークシート　18, 20
主要概念
　——，エスノグラフィーの　71
　——，解釈学的現象学的方法の　57
　——，グラウンデッド・セオリー法の　87
　——，質的記述的研究の　37
象徴的相互作用論　52, 101
推論の少ない記述　30

■ た・ち
体験　52, 54

妥当性　7
調査研究　2

■ て
データ収集方法
　——，エスノグラフィーの　72
　——，解釈学的現象学的方法の　58
　——，グラウンデッド・セオリー法の　88
　——，質的記述的研究の　37
データの縮約　38
データの表示　39
データ分析方法
　——，エスノグラフィーの　72
　——，解釈学的現象学的方法の　58
　——，グラウンデッド・セオリー法の　88
　——，質的記述的研究の　38
哲学的基盤　11, 51
転移可能性　8

■ と・の
得点／数値　2
濃厚な記述　32
能智正博　10

■ は
ハイデガー　51
発見的な適切性（heuristic relevance）　9

■ ひ
批判的エスノグラフィー　101
批判的な反省　55
表面分析　74

■ふ
フォーマルインタビュー　68
フッサール　51
プラグマティズム　52, 101
プロセス・クリティーク　8, 10
文化人類学　52, 101
文化的集団の価値　52
文化への潜入　68
分析の精密さ　9

■へ・ほ
変換のための記述　2
方法と方法論の違い　24
方法論的一貫性　9
方法論的枠組み　31

■め
命題　2
メルロ＝ポンティ　51

■り
リアリティ　10
理解　13

量的研究　17
　——と質的研究の違い　17
理論構築　1, 101
理論的サンプリング　84
理論的前提　11
理論的なつながり　9
理論的パースペクティブ　11, 17, 51
　——，エスノグラフィーの　52
　——，解釈学的現象学的方法の　51
　——，グラウンデッド・セオリー法の　52
　——，質的記述的研究の　31
　——とは　14
倫理的配慮　107

■れ・ろ
連関／関係を示す記述　2
論文クリティーク　12, 108
論文の完成度　130
論文の骨組み　130
論理的一貫性　8, 10, 22
　——，研究計画書の　107
　——を確保するためのポイント　10